SMARTな
プレゼン
でいこう！

前田 圭介

愛知医科大学大学院医学研究科 緩和・支持医療学 講師
愛知医科大学病院 緩和ケアセンター / 栄養治療支援センター

医学書院

前田圭介 Keisuke Maeda

愛知医科大学大学院医学研究科 緩和・支持医療学 講師
愛知医科大学病院 緩和ケアセンター／栄養治療支援センター

1998年熊本大学医学部卒業．医師，博士（医学）．
高齢者の摂食嚥下障害，栄養障害，チーム医療を専門に臨床・研究・教育に従事している．国内外を問わず，学会・研究会での研究発表・講演も多数．その豊富な経験を生かし，所属学会や施設での研究指導，発表指導にも日々携わっている．
著書として『誤嚥性肺炎の予防とケア　7つの多面的アプローチをはじめよう』（医学書院，2017），『KTバランスチャートエッセンスノート』（共著，医学書院，2018），『高齢者の摂食嚥下サポート　老嚥　オーラルフレイル　サルコペニア　認知症』（共著，新興医学出版社，2017），など．

SMARTなプレゼンでいこう！

発　行	2019年2月15日　第1版第1刷Ⓒ
著　者	前田圭介
発行者	株式会社　医学書院
	代表取締役　金原　俊
	〒113-8719　東京都文京区本郷1-28-23
	電話　03-3817-5600（社内案内）
印刷・製本	永和印刷

本書の複製権・翻訳権・上映権・譲渡権・貸与権・公衆送信権（送信可能化権を含む）は株式会社医学書院が保有します．

ISBN978-4-260-03872-0

本書を無断で複製する行為（複写，スキャン，デジタルデータ化など）は，「私的使用のための複製」など著作権法上の限られた例外を除き禁じられています．大学，病院，診療所，企業などにおいて，業務上使用する目的（診療，研究活動を含む）で上記の行為を行うことは，その使用範囲が内部的であっても，私的使用には該当せず，違法です．また私的使用に該当する場合であっても，代行業者等の第三者に依頼して上記の行為を行うことは違法となります．

JCOPY〈出版者著作権管理機構　委託出版物〉
本書の無断複製は著作権法上での例外を除き禁じられています．複製される場合は，そのつど事前に，出版者著作権管理機構（電話03-5244-5088，FAX 03-5244-5089，info@jcopy.or.jp）の許諾を得てください．

INTRODUCTION

本書を手にとっていただきありがとうございます．おそらく，プレゼンテーションの機会があり，できるだけ良いプレゼンテーションをしたいという思いを持っている方ではないかとお見受けします．または，先ほど聴講した発表や講演がよくわからなかった，プレゼンテーションに問題があるのではないか？　と感じた方なのかもしれません．本書はそういった方を対象にしています．

「シンプルで」「見やすくて」「相手に」「楽に」「伝わる」ことを重視してスライドをつくり込めば，発表内容をしっかりと伝えることができるプレゼンテーションに仕上がります．

- **S**：シンプルで
- **M**：見やすくて
- **A**：相手に
- **R**：楽に
- **T**：伝わる

SMART なプレゼンテーションの秘訣を本書には盛り込みました．

「わかりやすい発表でとても良かったです」と聴衆の方に言ってもらえるように，プレゼンテーション技術を磨きましょう．「何が言いたいのかわからなかった」なんて思われないように，あなたのプレゼンテーションをサポートさせていただきたいと思っています．

SMART なプレゼンをする上で大切なこと

- **伝えることが肝心**

プレゼンテーションの目的は，伝えたい内容を「発表する」ことではなく，伝えたい内容を「伝えること」です．素晴らしい研究を立案し，実施し，結果を出せたとしても，発表の場でその素晴らしさが聴衆に伝わらなかったら，研究協力者・指導者の労力や被験者の生のデータを半分無駄に

したようなものです．あなたのプレゼンテーションは「伝えること」が目的になっていますか？　自分の知識や研究成果を並べて「発表する」ことで自己満足していませんか？

　プレゼンテーションの聴衆は，「何か」を得たいと思っている人です．新しい知識，考え方，手法など発表者が発信する「何か」を得ることで，自身の知識を補強したり，自身の考え方や手法との違いを吟味したりします．発表者が伝わらないプレゼンテーションをしたら，聴衆は落胆するでしょう．そのプレゼンテーションを聞いてよかった，満足した，勉強になったと思ってもらうには，「伝えること」を意識したSMARTなプレゼンテーションが不可欠なのです．

▪ プレゼンテーションには型がある

　プレゼンテーションには大きく分けて研究発表型と講演型の2種類があります．研究成果を発表する場で講演型のプレゼンテーションをしてしまうような大失態は避けなければなりません．それぞれ，押さえておくべき型がありますので，本書で解説します．

　あなたが発表を予定している内容が，研究発表なのか講演なのかをまずは考えてください．研究発表は，主にオリジナルデータを収集して分析し，学会や研究会で発表するものです．一般演題や公募型上級演題にあたります．一方，講演は持論や既報の総まとめをする発表です．レクチャー（講義）という側面も持っています．学会参加で得た知識を職場に持ち帰り，伝達する場合も講演型の発表です．SMARTなプレゼンテーションの第一歩は，プレゼンテーションの型を見分けることです．

▪ 本書の構成とねらい

　本書は4つのパートで構成されています．PART 1は，「伝わる」スライドづくりの基本を書きました．どのようにしてシンプルで見やすいスライドをつくればいいのか，具体例を示しながら簡潔にまとめています．PART 2には，発表場面別のテクニックを書きました．研究発表型と講演型でそれぞれどのような点に注意してストーリーを組み立てるのかわかっていただきたいと思っています．PART 3は，プレゼンテーション成功のコツに触れています．聴衆の心をつかむ方法や発表者の緊張をコン

トロールするノウハウを盛り込んでいます．PART 4 では，私が実際に使ったスライドを実例集として載せています．どのような意図でどのようなことに配慮してそのスライドを作ったのか解説しました．

　本書を通して約 140 点のスライド例を提示しています．すべて，SMART なプレゼンテーションで使えるスライドサンプルだと思ってください．本書をパラパラめくるだけで，あなたが作ろうとしている新しいスライドのアイデアが生まれてくるかもしれません．

2019 年 1 月

前田　圭介

CONTENTS もくじ

INTRODUCTION i

PART 1　「伝わる」スライドづくりの基本

1. 情報はシンプル・ダイレクトに 2
2. テンプレートを使わない 4
3. 基本は 4：3 6
4. 白背景は使いやすい 9
5. 配色が印象を左右する 11
6. フォントの選び方 15
7. ガイドを使う 18
8. コンテンツは上目に作る 21
9. タイトルスライドに入魂 23
10. 伝えたいことをシンプルに 26
11. キースライドはインパクト重視 29
12. スペースを制する者がプレゼンを制する 32
13. アニメーションはシンプルに 37
14. 写真上に文字をおく時のテクニック 40
15. 行間を自在にあやつる 43
16. 加工のワザにおぼれない 46

PART 2　発表場面別　使える！　テクニック

研究発表で使える！　テクニック 52
17. 研究の基本の型,「PECO」 53
18. 「新規性」を見せるケースレポート 57
19. 活動報告は「独自性」にニーズあり 60
20. 何がわかったのかを見せる 62
21. 研究発表はシンプルにつくる 66
22. グラフの見せ方 69
23. テーブルの見せ方 72
24. 幅のある結果の見せ方 77

講演やミニレクチャーで使える！ テクニック ... 80
25 アジェンダを見せる ... 81
26 伝わるストーリーは三段構え ... 85
27 キーワードでバトンリレー ... 88
28 あえてはみ出してみる ... 91
29 事例でさらにダメ押し ... 94
30 根拠論文の引用 ... 95
31 パワポで行う画像加工 ... 96
32 発表者ツールを使う ... 99

ポスター発表で使える！ テクニック ... 100
33 ポスターづくりの基本技 ... 101
34 レイアウトに注力する ... 103
35 結果の解釈を書く ... 105

PART 3　**プレゼンテーション成功のコツ**
1 聴き手の心をつかむ技術 ... 108
2 緊張をコントロールする ... 114

PART 4　**スライドデザイン実例集**

ねらい別・スライドデザイン ... 122
1 言葉を強調したい ... 123
2 会話文を出したい ... 124
3 流れを見せたい ... 125
4 複数の項目を対比させたい ... 128
5 情報を印象でドレスアップしたい ... 130
6 スライドではなく語りで攻めたい ... 132

COLUMN
- 素材の著作権に注意 ... 36
- 動画ファイルに要注意 ... 49
- 研究発表とレクチャーでは目的が異なる ... 65
- イラストはなくてもよい ... 75
- あえて見せない ... 84
- 強いインパクトの画像は少ないほうがよい ... 106

INDEX ... 134

デザイン　hotz design inc.

PART 1 「伝わる」スライドづくりの基本

1 情報はシンプル・ダイレクトに

　知っていることを詰め込み文字でいっぱいになったスライドは，聴衆に気の毒です．演者は伝えるべき情報だと思って詰め込むのかもしれませんが，初めてそのスライドを目にする聴衆にとっては，演者の言葉（音声）と文字（文章）でいっぱいのスライド，さらには聴衆自身の思考（心の言葉）で頭のなかは混沌とします．たくさんの情報を詰め込むことで，伝えるべきことが伝わらないという本末転倒にならないように気を付けましょう．

　注意すべき点は

1. 長い文章を避け箇条書きを心がける
2. タイトルは informative にする
3. フォントサイズ調整や段下げを効果的に使う

という点です．

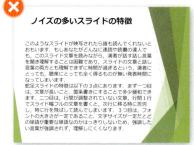

長文は頭に残らない

　背景の説明や考察によく登場するタイプの悪いスライド例です．文章よりも箇条書きにすることで解決しやすくなります．行間は1行でなく1.2〜1.4行にすると次の行に移動するときのエラーが起こりにくくなります．強調したい単語は，太字・サイズアップ・色付けなどの工夫をすると聴衆の視点を誘導し，伝わりやすくなります．

タイトルは15字以内，
最大サイズで

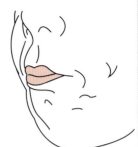

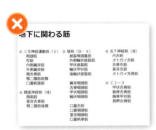

文字が多くても
情報整理できる

　どうしても多くの情報を入れたい場合（配布資料としても活用したい場合）は，極力シンプルな言葉でまとめて文字をかたまりにするという方法もあります．タイトルは，このスライドで伝えたいことを15字以内，最大サイズの文字で表示すると，良いスライドになります．
　さらに，関連する画像やグラフを挿入すると聴衆の理解は早まります．スライドに合わせて演者がいろいろと言葉で着色するのも効果的です．

エッセンス

★ 過ぎたるは及ばざるがごとし．情報の詰め過ぎに注意．
★ 言葉と文章，思考の渦の中で聴衆を苦しめないように
★ タイトルはスライドの結論・伝えたいことをダイレクトに書く

PART 1 「伝わる」スライドづくりの基本

2 テンプレートを使わない

　Microsoft PowerPointをはじめとするプレゼンテーションソフトには，数多くの魅力的なデザインテンプレート（ひな形）が用意されています．テンプレートはとりあえずスライドをつくり始めるにはうってつけで，学会や講演会，商品説明などのプレゼン現場で多くの演者が利用しているようです．しかし，テンプレートを利用することにはデメリットがあるため，使うのを避けたほうがいいでしょう．

　最大のデメリットは，他者とデザインが丸かぶりで，しかもテンプレート利用がバレバレなことです．少しでもよいスライドを見せたいときには，自分のカラーを出すためにオリジナルデザインでスライドをつくりましょう．

　その他のデメリットを以下に紹介します．

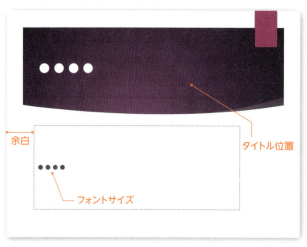

文字の位置・サイズが固定される

テンプレートは背景のイラスト等が調整しづらく，ついそのまま使ってしまいます．余白が不必要に広かったり，スライドタイトルの配置場所が結果的に固定されてしまいます．
テンプレートに初期配置されたテキストボックスをそのまま使うと，フォントサイズを自分で調整することを忘れてしまいます．

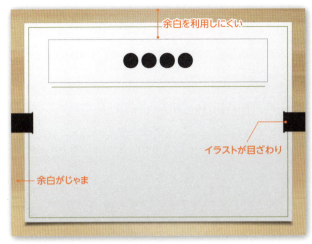

スライド全体を活用できない

図のようなテンプレートでは，上下左右の余白をほとんど利用できず，テキストボックスや取り込んだ画像が白い枠内に収まるようにつくらざるをえません．もし白い枠をはみ出した場合やワンポイントイラストに重なった場合も，デザインの崩れで見栄えが落ちてしまいます．

デザインが文字と干渉してしまう

テンプレートを使い，そのままテキストを入力した例です．スライドタイトル周囲に広い余白ができてしまいます．

　　テンプレートを使うことで，いいスライドができた気になりデザインを磨き上げることに配慮しなくなります．可能な限り，テンプレートを使わないことをおすすめします．

3 基本は4:3

　PowerPointでスライドを作るとき，一番初めに決めないといけないこと，それはアスペクト比です．

　スライド作成でのアスペクト比とは，スライドの長辺と短辺の比のことをいいます．なぜ，このアスペクト比をはじめに設定しないといけないのでしょうか．それは，途中でアスペクト比を変えるとスライド内のコンテンツ配置が必ず変わってしまうからです．

　PowerPointでは4:3と16:9のアスペクト比が標準で準備されていて，その他ユーザーが自由に変更できるようにもなっていますが，学会発表・講演・ミニレクチャーなどすべての場合において，現時点では必ず「4:3」を選ぶようにしましょう．

映像端子の2大規格

(mini) D-sub　　HDMI

　プロジェクターへパソコンの映像を送るための映像出力端子には，D-subとHDMIの2大規格があります．D-subはアナログ映像信号を送る端子で，mini D-subやVGAと呼ばれる場合もありますので，知っておきましょう．D-subはアスペクト比4:3の映像に対応しています．一方，HDMIは音声も同時に送ることができるデジタル端子です．アスペクト比4:3，16:9の双方に対応しています．

　一見，デジタル端子であり，対応したアスペクト比が多いことから，HDMIがよさそうに思えますが，プロジェクション先のスクリーンが16:9の横長サイズでなければ，意味がありません．備え付けスクリーン，ポータブルスクリーンの多くは，4:3のアスペクト比を最大に写せるようなサイズでつくられています．発表する会場のスクリーンが16:9サイズかどうか，発表する会場のPCやプロジェクターがHDMI接続かわざわざ調べますか？　これが，アスペクト比4:3を選ぶべき理由の1つ目です．

スクリーンにどのように投影されるか

　もし，プレゼン会場のスクリーンが16：9サイズだったとします．アスペクト比4：3で作ったスライドは，プロジェクターが設定した投影サイズの高さをフルに使ってプロジェクションされることが多いです．しかし，もし，プレゼン会場のスクリーンが4：3サイズだった場合，アスペクト比16：9のスライドは，横幅を確保するため，上下に空きスペースができ，高さが小さくなり，投影面積としてはかなり小さくなります．

16：9のスクリーンに4：3スライドを投影すると

> 16：9のスクリーンに
> 4：3スライドを投影すると
> **高さは保たれる**

4：3のスクリーンに16：9スライドを投影すると

> 4：3のスクリーンに
> 16：9映像を投影すると
> **スライド上下に空白**

　また，8(p.21)でも少し触れますが，観衆によく見えるようにするためには上目にスライドを投影すべきですので，4：3サイズのスクリーンに

16：9のアスペクト比映像を投影した場合は，観衆からの見栄えも損なわれることになります．スクリーンとの相性，これがアスペクト比4：3を私がすすめる2つ目の理由です．

16：9が良い場合

　もし，会場の設備も把握していて，アスペクト比16：9のスライドを16：9のスクリーンに投影できるとしたら，16：9を選んだほうが良いのでしょうか？　答えはNoです．16：9の大スクリーンは，横に長く，スクリーン近くの観衆にとってはとても見づらいためです．研究発表やレクチャーのプレゼンテーションは，情報を短時間で直感的に理解できるよう，1視野で見やすいサイズがちょうどいいのです．

　16：9が好ましいのは，企業などが行う商品お披露目会や，とても広い（数千人以上）の会場で，遠くの観衆にも見えやすく配慮する必要がある場合などです．16：9スライドには情報をたくさん詰め込むことができますし，インパクトのある図表に加え，解説もつけやすい大きさです．スクリーンの前を演者が横断して，反対側にあるコンテンツを説明するといった，アクティブなプレゼンがしやすくなるかもしれません．産業界のプレゼンマスターにあこがれているからといって学会や講演・講義の場で似たようなスライドを作ると，失敗プレゼンになりがちです．

> **エッセンス**
>
> ★ 新規スライド作成の最初にアスペクト比4：3設定を確認する
> ★ 4：3であればスライドを最大に投影できる

4 白背景は使いやすい

　背景の色はプレゼンテーションの印象を大きく左右する重要な要素です．私は主に白，ごくまれに黒，100スライドに1枚くらい黄色を使います．白以外の有色背景は，フォントの色を間違うと背景とのコントラストが付かず非常に見づらいスライドになってしまいますので注意が必要です．たとえば，黒や濃い青の背景は有色背景としておすすめです．その場合は白文字を原則用いるようにすると，よく引き立ちます．しかし，濃い有色背景にはいくつかのデメリットがありますので気を付けましょう．

　いろいろな発表の機会のたびに様々な背景色を試すと，スライドを再利用する際にフォント色を調整しなおしたりする必要が出てきますので，極力同じ背景でスライドづくりを続けることをおすすめします．

背景が黒

◎ **メリット**
- 白文字が最も引き立つ
- 暗い会場でムードがでる

✕ **デメリット**
- 画像の輪郭がはっきり出る
- 完全な黒は再現できない
- ハンドアウトが真っ黒

「背景が黒」のメリット・デメリット

黒や濃い青の場合，会場の暗さと相まって程良い緊迫感を生み出します．デメリットとしては，画像が使いづらいこと，薄明りの会場でかつプロジェクターで映写している以上真の黒は再現できないこと，スライドをそのまま配布資料にすると，真っ黒な資料になってしまうことなどが挙げられます．

PART 1 「伝わる」スライドづくりの基本

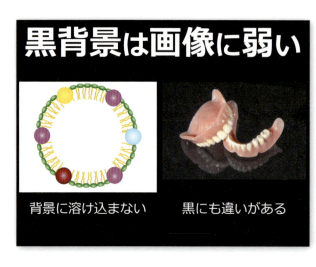

黒背景は画像に弱い

コンテンツとして画像ファイルを貼り付けると黒背景の面積が大きく失われ，黒背景のメリットが半減します．また，黒背景の画像ファイルを使ったとしても，黒の明度の違いから"貼り付け感"を拭い去れません．

白背景は画像のなじみが良い

白背景の場合，多くの画像ファイルは背景に良くなじみますし，画像の背景が濃い色でも違和感が少ないと感じます．作成者の好みではありますが，黒背景より白背景のほうが便利で多用途にも融通が利きやすいものです．

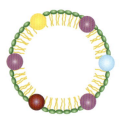
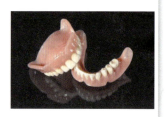

エッセンス

★ 背景の色は白または濃い色（黒・青）を選ぶ

★ 濃い色は白文字が引き立つが写真や画像の貼り付けに多少支障あり

★ 白背景はコンテンツや文字のなじみが良く流用もしやすい

5 配色が印象を左右する

　コンテンツの色づかい次第でプレゼンテーションの印象は大きく変わります．
　色づかいで重要なのは，

1. **組み合わせ**
2. **割り合い**

の2点です．コンテンツの色は基礎となるベースカラー，対比させるメインカラー，強調や視点誘導したい時に使うアクセントカラーの3種類に分けて考えます．

　白背景スライドの場合，ベースカラーが白，メインカラーが黒（テキスト）と考えてもいいですし，背景の白は無視して，ベースカラーが黒と考えて配色を考えてもいいでしょう．有色背景の場合には背景色がベースカラーになります．実写写真やカラフルなイラストを貼り付けた場合は，残ったエリアで配色を検討します．ただし，写真などが一定のカラー感を持っているときは写真のカラーも含めます．

ベース・メイン・アクセントの3色でメリハリがでる

3色目（アクセントカラー）を使うと視線を誘導できます．上のスライドでは赤が入った2行を読んでもらいたいのでこのような工夫をしました．

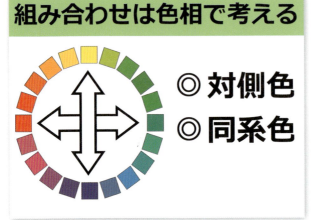

アクセントカラーは色相を意識して選ぶと良い

　ベースカラーとメインカラーはスライドの広い範囲を占めますので，コントラストが効いた組み合わせが理想です（たとえば白と黒，紺と白）．アクセントカラーを2色使うときや，白や黒以外のメインカラーに対するアクセントカラーを選ぶときには色相の反対側の色を選ぶか，トーンの違う同系色を選びます．

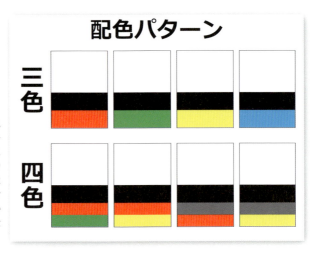

使いやすい配色パターンの例
（白をベースカラーとした場合）

背景色を白にした時の配色パターンを示します．テキストを黒（メインカラー）に固定して，アクセントカラーを1つ使う場合と2つ使う場合の組み合わせ例です．濃いまたは鮮やかな赤，緑，黄，青をアクセントに使います．

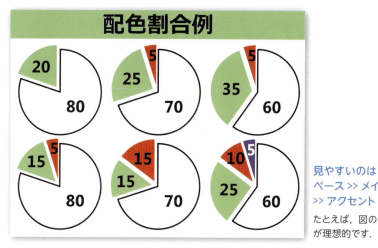

見やすいのは
ベース >> メイン
>> アクセント

たとえば,図のような割合が理想的です.

　心地よく見やすい配色割合は,ベース＞＞メイン＞＞アクセントとなっているときです.ベースカラーは60%～80%を占めるようにデザインしましょう.メインカラーとアクセントカラーが出しゃばりすぎるとガチャガチャした印象が強まります.落ち着いていて,強調するべきポイントが強調される割合を目指します.

PART 1 「伝わる」スライドづくりの基本

アメリカ栄養士会
アメリカ静脈経腸栄養学会

- 摂取量不足
- 体重減少
- 筋肉量低下
- 皮下脂肪減少
- 浮腫（体重減少がマスクされる）
- 握力で評価した身体機能

Jane V, et al. *JPEN* 2012

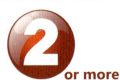

**アクセントカラーは
ピンポイントで使う**

配色割合が黒：緑：赤＝80％：15％：5％の例です．緑で背景が強調されたスライドタイトル部分と，"2 or more"というこのスライドの最重要部分に目が行きます．「2つ以上項目を満たせばいいんだな」と直感的にわかってもらえれば大成功です．

エッセンス

★ 色相の反対色を組み合わせる

★ ベース，メイン，アクセントの割り合いに気を配る

★ 白背景の場合，必ずしも背景色をベースカラーとしなくてよい

6 フォントの選び方

　適切なフォントの選択で，視認性がよくなり，伝わるスライドに進化させることができます．パソコンにはいろいろなフォントが実装されていますので，いろいろと試してみたい気持ちになりますが，ここはじっと我慢して，次に紹介する推奨フォントだけでスライドを作りましょう．
　推奨フォントに欠かせない要素は，

1　どのPCでも標準的にインストールされているフォントであること
2　太字と標準字の差がはっきりしているフォントであること

です．学会などで，スライドを作成した自分のPCではなく，データを受け渡して別のPCでプロジェクションする場合，標準的にインストールされているフォントを用いていないと，フォントが変換され，配置や改行が変わってしまうかもしれません．また，強調したい文字と標準文字のコントラストを際立たせることができるフォントである必要があります．

日本語フォント

おすすめの日本語フォント	MS Pゴシックとの比較
メイリオ（標準） **メイリオ（太字）** 遊ゴシック（標準） **遊ゴシック（太字）**	メイリオ（標準） **メイリオ（太字）** MS Pゴシック（標準） **MS Pゴシック（太字）**

　私は好んで「メイリオ」を使っています．圧倒的に太字のコントラストが効きます．また，WindowsとMac両刀遣いの方は「遊ゴシック」も候補です．両方のOSに採用されています（ただし，遊ゴシックには細字と中字がありますので，注意して使ってください．
　Windows標準で多用されてきた「MSゴシック」「MS Pゴシック」と比較すると，メイリオは太字のインパクトが大きいことがわかります．MS Pゴシックの「P」はプロポーショナルの略で，等幅フォントではな

く，文字幅を文字ごとに調整したフォントであるということを指しています．標準と太字の差があまりなく，太字の視認性が低いため，避けたいフォントの1つです．

おすすめの外国語フォント

Segoe UI　Arial
Segoe UI　**Arial**
Calibri　Corbel
Calibri　**Corbel**

　外国語フォントでは，私は「Segoe UI」を好んで使っています．「Arial」,「Calibri」と「Corbel」はWindowsでもMacでも搭載されていますので，両刀遣いの方には便利です．日本語フォントとの相性もありますので，一度じっくり並べてみて，外国語フォントを決めることをおすすめします．

ゴシック体か，明朝体か

　一般的フォントは，ゴシック体と明朝体に大きく分けることができます．ゴシック体はMSゴシックに代表されるように，角や払い，線の太さなどが一定で，ごつごつとしたフォントです．反対に，明朝体は，なめらかな曲線や線の太さの調整がされたフォントです．ゴシック体は視認性がよく，文章が少ない「SMARTなプレゼン」にはもってこいです．明朝体は可読性が高く，長い文章を読ませるときに好都合です．つまり，プレゼンではゴシック体が向いているのです．

1 種類のフォントだけですべてのスライドを作るべきか

　フォントはできるだけ統一して使用しましょう．プレゼンテーションに一貫性が生まれます．日本語フォントと外国語フォントのセットを作って，PowerPoint のフォントセット（ユーザー定義）に登録しておきましょう．

　ただし，あえて異なるフォントを一部に使って，「強調」効果を狙うこともあります．この強調効果を狙う時には，ベースとなるフォントと太さ・書体が大きく異なるフォントを使用してください．たとえば，「ポップ体」や「丸ゴシック」です．この場合，多用すると一貫性を損ないますので，どうしても強調したいスライドの 1 コンテンツに限定して使いましょう．

エッセンス

- ★ プレゼンテーションにはゴシック体が向いている
- ★ 太字が標準に比べ，明らかに太いフォントを使う
- ★ 一貫性を保つため 1 種類のフォントセットにする

7 ガイドを使う

　プレゼンテーションソフトには素晴らしい機能が実装されています．私が最も重宝している機能の1つに「ガイド」があります．この「ガイド」機能は，スライド内での垂直・水平方向の目安にする機能です．コンテンツを「ガイド」に揃えて配置することもできます．単にフリーハンドでコンテンツを画面上に配置するのではなく，根拠をもって狙った場所に配置しましょう．

　人は無意識のうちに，あるバランスを好ましく感じます．代表的な好ましいバランスをいくつか紹介します．その前に，PowerPointの［メニュー］→［表示］の中に「ガイド」というチェックボックスがあります．ここをとりあえずオンにしましょう．ガイドの編集方法から解説します．

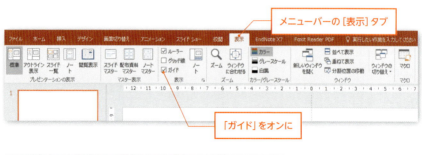

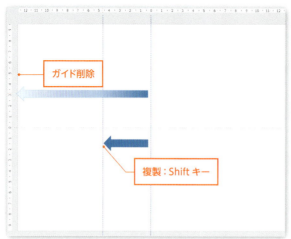

ガイドの複製と削除

ガイドの複製：カーソルをガイド上に置き，Shiftキーを押しながら動かすと複製できる．

ガイドの削除：削除したいガイドをドラッグし，スライド外へスライドさせると削除できる．

※ルーラーを表示した状態で編集すると，ガイドを狙った位置に配置しやすい．

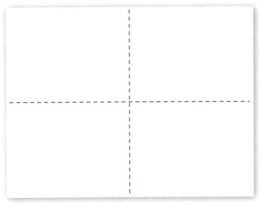

好ましいバランス①
4等分(1:1分割)

このグリッドを使うと，上下左右のバランスに配慮されたコンテンツ配置ができます．このグリッドが役に立つのは，2つのコンテンツを左右並べて見せるときや，1つのコンテンツを上下中央に配置して見せるときです．

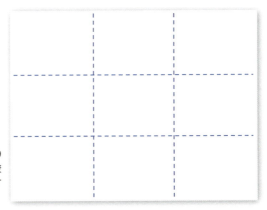

好ましいバランス②
9等分(1:1:1分割)

伝えたいメッセージを碁盤のように9つまで配置できます．箇条書きや比較的多めのコンテンツを整理して配置するのに適しています．

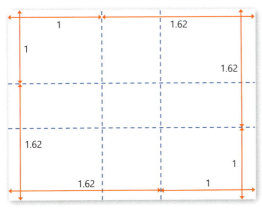

好ましいバランス③
黄金比分割(1:1.62分割)

非常にバランスの取れた配分です．この比率は黄金比と呼ばれ，人が視覚的に非常に安定して見ていられる比率として知られています．グラフを大きいほうに示し，解説を小さいほうに示すとバランスがよくなります．画像を配置したときに1:1分割では物足りなさを感じたら，この分割比率にフィットさせてみましょう．

エッセンス

★ ガイドを使うと，コンテンツの配置が整理できる
★ ガイドはスタンダードな3パターンを駆使する
★ バランスの工夫により，視覚的に好感触を得ることができる

8 コンテンツは上目に作る

　プレゼン会場には人が入っています．そしてスクリーンの位置は高くないことがしばしばあります．つまり，最前列に座った人か，前方に観衆がいない席の人しかスクリーンのすべてをみることができないわけです．プレゼン会場に入るまで，その会場のスクリーンがどういうセッティングになっているかはわかりません．細かい情報も見てもらえるように，コンテンツは少し上目に作りましょう．

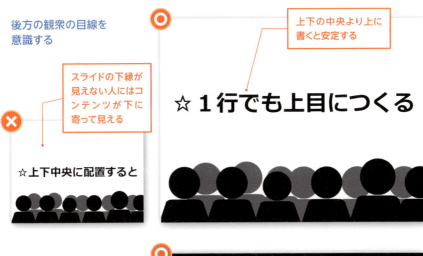

重要な数字や単位，参考文献の情報，そのスライドの結論につながる文言などは下のほうに書かれがちです．意識的に上目に作りましょう．7 (p.18)で紹介した「ガイド」をうまく使うと重心の高いスライドが作りやすくなります．

スペースを画像で埋めるのも一手

下のほうの空白が気になるときには，イメージ画像を挿入して隙間を埋めるのも1つの手段です．イメージ画像は関連のあるものを選び，関連性がわかりにくいものは避けるようにしましょう．

エッセンス

★ 観衆の目線は中心より上にある
★ 下縁近くのコンテンツは見にくいため重要なことは書かない
★ イメージを挿入してスペースを埋めてもよい

9 タイトルスライドに入魂

聴衆が最初に見るスライドがタイトルスライドです．このスライドは演者が話し始める前から投影されていることが多く，講演や発表を聞く聴衆に次の発表はどのようなものなのか想像させる機会を与えます．言葉で補足せず，印象を伝えなければならない"キメ"のスライドですので，手を抜かずに狙いをもって作成してください．

学会での研究結果発表（報告）でしたら硬めで実直さが伝わるものに，招かれた講演でしたら自分のカラーを存分にだしたものに，伝達講習のように見聞きした情報をシェアするレクチャーでしたらド派手な演出は避けつつも硬すぎないものをつくると良いタイトルスライドになります．

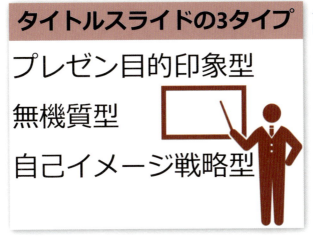

タイトルスライドは目的別に選ぶ

タイトルスライドは大きく分けて3つのパターンに分けられます．プレゼン目的印象型とは，このプレゼンテーションが何を伝えるものなのか，タイトルとイメージ（図や写真）で表したものです．一番多用されます．無機質型とは，テキストや色使いだけでタイトルスライドを作る，実直さがでるタイプのタイトルスライドです．自己イメージ戦略型は，演者自身をドレスアップしたり，人柄をにじませたりしたい時に使える手法です．

プレゼン目的
印象型

プレゼン目的印象型タイトルスライドの例です．サルコペニア（高齢者の筋量・筋力低下を表す疾病）についていろいろなことを伝えたい内容ではないかと想像させられます．ツートンカラーの背景にシルバーで型抜きした高齢者が効いています．タイトルと図は関連性が高いものを選んだほうがいいでしょう．

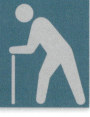

無機質型

無機質型の例です．無機質型はテキストと配色だけで表現されたタイトルスライドです．白背景に黒文字だけのスライドよりも華やかで，興味をそそります．配色をいじれば，どのような場面でも使うことができる便利なレイアウトですので，一度試してみてください．

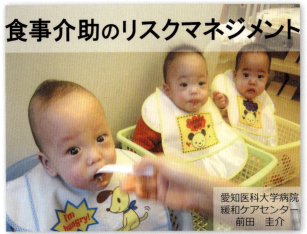

自己イメージ
戦略型

自己イメージ戦略型タイトルスライドのほとんどは，1枚のキー画像を使って演者への印象をプレゼンテーションの内容に寄せる手法です．セルフブランディング型といってもいいかもしれません．研究発表や営業先での商品・技術説明には不向きであり，講演・講義・レクチャーの場で活躍します．

エッセンス

- ★ タイトルスライドは聴衆とのファーストコンタクト
- ★ テキスト，配色，図などをシンプルに駆使する
- ★ プレゼンテーションの目的に合わせて選択したほうがよい

10 伝えたいことをシンプルに

　1枚のスライドを新規に追加したら多くの場合，タイトルを書きます．しかしここで容易に「はじめに」や「方法」という道しるべ的なタイトルを付けないようにしましょう．ガチガチの研究発表であれば，発表の型を明示するために必要な場合がありますが，レクチャーや講演の時には極力メッセージが込もったタイトルを付けます．

　さらに，メッセージのほかに表記の仕方をひと工夫するだけで，聴衆に伝わりやすいスライドができ上がります．タイトルを失敗すると，できの良いコンテンツの魅力を半減させてしまいますので，魂を込めたタイトルを考えてください．

タイトルには魂を込める

- ◆一目でわかる伝えたいこと
- ◆コンテンツの結論
- ◆必ず1行で書く
- ◆最大サイズで書く
- ◆背景色でコンテンツと差別化

タイトルは1行で書く
コンテンツの結論をシンプルに伝えることを心がける

　そのスライドのコンテンツで最も伝えたいことを1行で考えてみます．「○○で生存率向上！」や「＊＊のリスク因子は@@@だ」などかもしれません．コンテンツでデータを示した場合はその結論を持ってくるのが端的です．

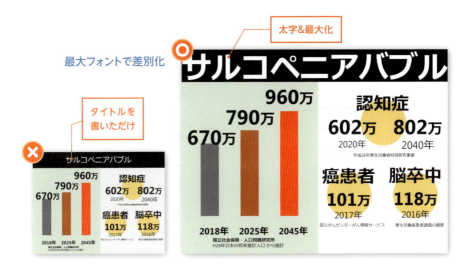

タイトルでは，極力無駄な言葉を排除し最小文字数にした後，スライド幅／高を最大に使うフォントサイズにします．タイトルはコンテンツとは別物なのです．

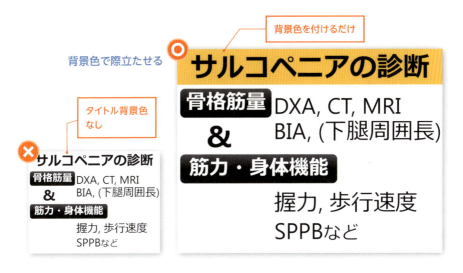

さらに背景を有色化することで，コンテンツと差別化でき，メッセージが際立ちます．スライド全体の配色割合が妥当かどうかも必ずチェックしましょう．このスライドは背景色（白）を配色割合から除外し，黒と黄色の比率80：20を意識しています．

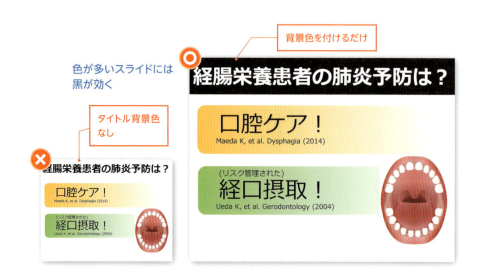

タイトル有色化効果は絶大です．コンテンツで多くの色が使われている場合，タイトルを背景黒/文字白にすると，なじみが良くおすすめできます．

エッセンス

★ タイトルにはスライドで伝えたい渾身の1行メッセージを書く
★ コンテンツと差別化するようなサイズと配色
★ 黒背景，白文字を使うとスライドの配色になじみやすい

11 キースライドはインパクト重視

　一連のプレゼンテーションの中で，どうしても強く訴えたいことがいくつかあるはずです．ストーリーの後半や最終盤に小括として使う場合や，話題を急展開したい場合かもしれません．このような時には印象に残るキースライドを準備します．今までのスライドとは印象が大きく違うスライドを使ってココ一発を演出しましょう．

　インパクト重視のキースライドは，端的な文字または全面を使った画像が効果的です．細かい情報をいろいろ載せて，読ませるスライドを作ってはいけません．今までの流れとは異なる配色やデザインを思い切って使います．

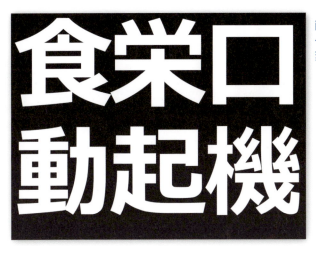

配色の反転で一気に印象を変える

　白背景で展開してきたプレゼンテーションの場合，インパクト重視のキースライドでは黒背景＋白文字のように配色を反転するのが定番です．会場の明るさがぐっと暗くなり，文字が映えます．黄色や赤の背景を使ってもいいです．かなりテンション（緊張感）が変化しますので，テンションの変化量に負けないインパクトのあるコンテンツを用意してください．

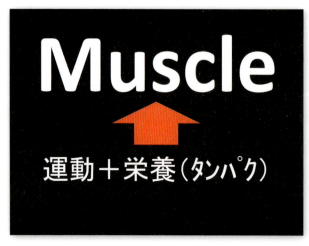

アクセントカラーでさらに強く印象付ける

反転した画面にアクセントカラーを1つ登場させるのもおすすめです．図のように，矢印は因果関係や時間の流れを直感的に感じさせますので，アクセントカラーを付けるととても印象の強いスライドが作れます．

イラストが映える背景色を使う

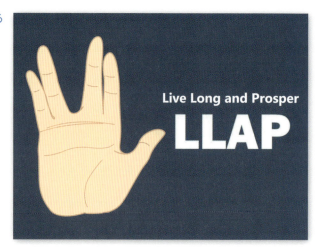

　インパクト重視のキースライドにイラストを使う場合，背景色の調整は必須です．イラストが最も引き立ち，伝えたいメッセージの印象に合う背景をいろいろと試して決めると良いです．濃い背景色を選んだ場合は補足するテキストは白色にします．

エッセンス

★ 印象を残したいスライドは思い切って勝負する
★ テキストはコンパクトに，イラストや画像はシンプルかつ大胆に使う
★ 背景色を反転させるとハッとする演出がしやすい

12 スペースを制する者が プレゼンを制する

　余白（スペース）を活用するという考え方を持っているかどうかでスライドの見栄えは大きく変化します．人はバランスの取れたものを美しいと感じたり，好感を持ったりします．また，見栄えが整っているコンテンツは読みやすく，理解しやすいものです．余白はスライド中に大量発生しています．スペースを制する者がプレゼンテーションを制するといっても過言ではありません．

　スペースで注目するべきところは，左右と上下のスペース，コンテンツ間のスペース，行間のスペース（15 p.43）です．難しいことではありませんので，皆さんのスライドのスペースを見直してみてください．とてもすっきりしたものになります．

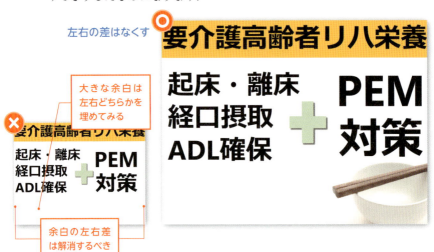

　余白を無駄にしないためには左右の余白，上下の余白がうまく使えているか考えるのが第一です．左右の余白幅は極力揃えましょう．上下は余白に差が出やすいものですが，ワンポイントのイメージ画像やイラストで解消しやすくなります．

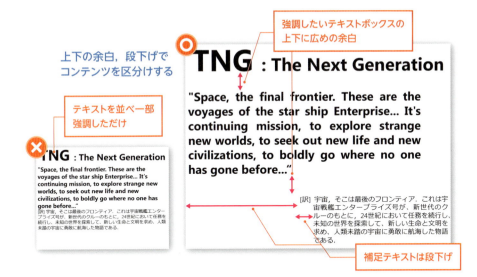

　テキストボックスの上下に均等なスペースを確保すると，テキスト全体を強調しやすくなります．また，あえてスライド内の左右の余白幅に違いを持たせたいときはテキストボックス内で両端揃えを使います．左寄せではなく両端揃えスタイルに変更することでコンテンツの明瞭化ができ，左右の余白がすっきりします．テキストボックスを段下げ，段上げするとコンテンツ同士の階層化に役立ちます．段下げされたものは補足，解説，詳細情報であると認識されます．

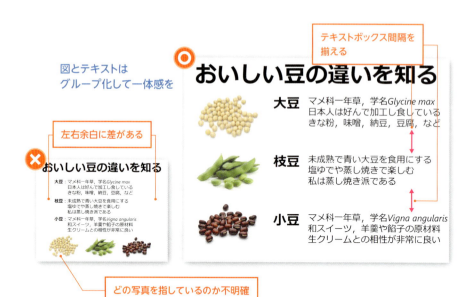

　複数のテキストボックスを並べる時は，テキストボックス間のスペースをできるだけ同一にします．さらに，図や画像などで補足したい場合はテキストボックスとのグループ化が重要です．多くの場合，横に同一グループを並べて配置すると一体感が出ます．横に並べたコンテンツ同士はきちんと整列し，スペースをはっきり際立たせます．3項目以内，かつ非常に端的なテキストの列挙であれば，縦にグループ化することも可能です．

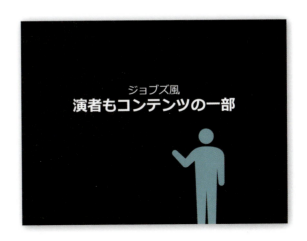

　左右のスペースは徹底的に均等にするべきです．プレゼンテーションの1枚目（タイトル）や話題転換のスライドであれば気にしなくていいのですが，上下スペースは均等にできないことが多く，空きすぎた下のスペース利用を考えなければなりません．

　ときには，演者がスライド前に登場するというエンターテイメント性の高い手法を用いることもあります．これは研究発表や学会での発表には向きませんが，下のスペースを活用した実写型コンテンツであるととらえることができます．

エッセンス

- ★ 空き領域を生かせているかどうかが重要
- ★ 第1に左右の余白，第2にコンテンツ間（上下）の余白
- ★ コンテンツ同士に一体感を持たせる規律のある余白

COLUMN

素材の著作権に注意

　スライド作りにはメッセージの理解を促進し，コンテンツを際立たせるために写真やイラスト，グラフなどのヴィジュアルコンテンツは欠かせません．作者が自分で作成したオリジナル素材であればまったく問題はありませんが，入手した素材であるならば素材作者や出版社の著作権を侵害しないように注意を払わなければなりません．

　著作権を侵害する可能性があるため気を付けるべき行為は，素材を含んだファイルの再配布，出版物（論文や書籍，ビデオ等）の引用元を示さないままスライドへコピー＆ペースト，入手した他者の作成スライドをそのまま，または少し加工して使うことなどです．許諾を得ずにこのような行為をしないようにしましょう．

著作権侵害の恐れあり！避けましょう

1. ダウンロードした画像ファイルの再配布
2. 引用元を示さないスライド上のコピペ
3. 他者作成スライドの利用

13 アニメーションはシンプルに

スライド作成ソフトには数え切れないほどの魅力的なアニメーションが用意されています．クリックするだけで動きのあるスライドができるので，スライド作者の満足度は上がりやすいです．一方，アニメーションだらけのスライドを見る側の気持ちはどうでしょうか．最初の2, 3か所動きが出てきたら，「手をかけているな」「パソコンが上手なのかな」と感心するかもしれません．しかし，毎スライドで文字や絵が動いたら……うんざりしますね．

アニメーション効果は極力使わない，使うのであれば派手でないものを少しだけ使う，というスタンスが良いです．10〜20スライドに1回使うくらいの頻度でちょうど良いと思います．では，どのようなアニメーションを選べば良いか紹介します．

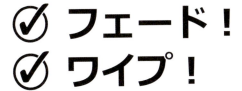

使うのなら「フェード」か「ワイプ」

コンテンツを出現させる「開始」のアニメーションに絞ってください．既存のコンテンツが動いたり消えていくアニメーションは一切不要です．派手でなくコンテンツの意を壊さない効果，それは「フェード」と「ワイプ」です．これ以外使わなくても，聴衆が十分満足するスライドは作れますので安心してください．

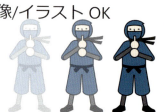

注目させるなら
「フェードイン」

　フェードを開始効果として使うことをフェードインといいます．突然現れませんので見る側はびっくりしません．上下左右にコンテンツが動くわけではありませんので，テキストも読みやすいです．写真やイラストを登場させるときに使うこともできますので，最も使いやすいアニメーションです．

流れを見せるなら
「ワイプ」

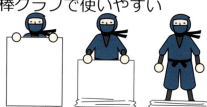

ワイプは既存のコンテンツを片方から徐々に見せていくアニメーションです．ワイプの方向で視線を移動させたり，時間の流れなどを感じさせたりすることもできます．棒や線の伸びをめくり出すことに優れていますので，グラフを解説するときに使用しやすいです．グラフの要素を１つずつめくり出していくオプションもあります．

エッセンス

- ★ アニメーションは絶対に多用しない
- ★ 使うアニメーションの種類を 2 つまでに絞る
- ★ 派手なものを避け，シンプルなフェードやワイプを選ぶ

14 写真上に文字をおく時のテクニック

　時にはカラー写真やカラフルなイラスト上にメッセージを書く場面があるかもしれません．カラー写真などは色が様々でテキストの色とコントラストが付かないことがあり，ただテキストを書いただけではテキストの視認性が非常に低く，伝わるスライドになりません．

　テレビの字幕のように，背景が変化しても読みやすいフォントに加工する必要があります．おすすめの方法は次の3つです．

1 **テキストの背景（ボックス）を追加する**
2 **光彩をつける**
3 **輪郭をつける**

　どの手法でも視認性は格段に向上します．ボックス，光彩，輪郭のどれを選ぶべきか一定の見解はありませんが，私は全面画像の場合ボックスを，画像からはみ出るテキストの場合は光彩を好んで使います．

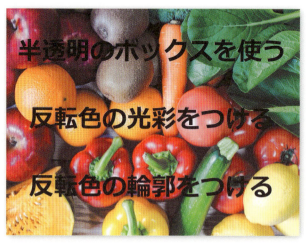

写真の上の黒文字は読めない

加工前のスライドです．ほとんどの写真画像ではこのような事態になります．もし，白黒やモノトーン画像に変更できるのであれば変更するのも一案です．カラー写真を使うのであれば，テキストを加工します．

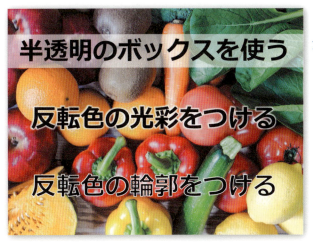

文字を白で囲む

黒文字に白で加工した3つの手法（半透明ボックス，光彩，輪郭）すべてで，テキストが読みやすくなりました．半透明ボックスの透明度は，背景の写真をどの程度見せたいかによって調整してください．光彩と輪郭は幅を広げすぎると隣のテキストに干渉しますので，でき上がったテキストを都度確認しながら派手になりすぎない程度の設定にしましょう．

白文字＋黒加工も
視認性は高い

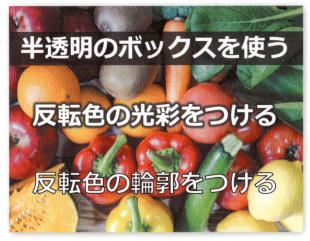

背景がどのようなカラー画像であっても，白文字＋黒加工または黒文字＋白加工は適合します．コントラストが最も大きい色の組み合わせだからです．カラー写真やカラフルなイラストをインパクトのあるスライドとして貼り付けるときには，重なるテキストは必ず加工してください．

> **エッセンス**
> ★ カラー写真，イラスト上のテキストは視認性が悪い
> ★ 3つの工夫（半透明ボックス，光彩，輪郭）が必須
> ★ 黒文字+白加工または白文字+黒加工が鉄板

15 行間を自在にあやつる

　テキストが2行以上ある時は，行間（行と行の距離）をどれくらいに設定するかに気を配ります．読むという行為は文字を目で追い，端に来たら**対側に戻って次の行に移り**，新たな行の文字を目で追う動作を伴います．**戻って次の行に速やかに移る**ためには，行間が程よく離れていることが重要です．離れすぎていると，一連の文章として認識しにくくなりますので，程よく近いことも求められます．

行間1.0	メイリオで書いたテキストの行間 メイリオはWindows標準フォントで ゴシックフォントなので使いやすい 固定幅フォントである	行間は1.2～ 1.3行が 読みやすい
行間1.2	メイリオで書いたテキストの行間 メイリオはWindows標準フォントで ゴシックフォントなので使いやすい 固定幅フォントである	
行間1.3	メイリオで書いたテキストの行間 メイリオはWindows標準フォントで ゴシックフォントなので使いやすい 固定幅フォントである	

　行間を変えたテキストを見て違いを感じてください．行間を広げると読みやすくなります．通常の文章（折り返しあり）であれば1.2行，1.25行，1.3行のいずれか，箇条書きの場合は1.5～2.0行が文章区切り感を伴って読みやすく，おすすめです．

フォントによって
同じ行間でも
印象が変わる

行間 1.0　　MS Pゴシックで書いたテキストの行間
　　　　　　MS PゴシックはWindows標準フォントで
　　　　　　ゴシックフォントなので使いやすい
　　　　　　可変幅フォントである

行間 1.2　　MS Pゴシックで書いたテキストの行間
　　　　　　MS PゴシックはWindows標準フォントで
　　　　　　ゴシックフォントなので使いやすい
　　　　　　可変幅フォントである

行間 1.3　　MS Pゴシックで書いたテキストの行間
　　　　　　MS PゴシックはWindows標準フォントで
　　　　　　ゴシックフォントなので使いやすい
　　　　　　可変幅フォントである

　使用しているフォントによって少々行間の感じ方に違いがあります．前述のメイリオと比べてください．可変幅タイプのゴシックフォント，MS Pゴシックです．どのようなフォントを使用するにしろ，行間に配慮し，見た目すっきりで読みやすいことをスライド作者は確認すべきです．

Microsoft PowerPoint の**初期設定では，行間＝1行に設定**されています．しかし，この行間は視認性が高いとはいえません．テキストを読みやすくするために，スライド作者が行間を調整しなおす必要があります．

行間の設定

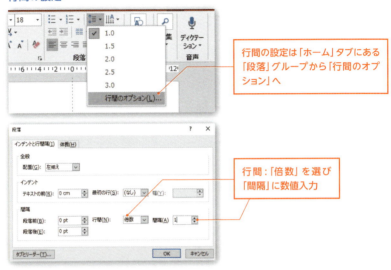

行間の設定は「ホーム」タブにある「段落」グループから「行間のオプション」へ

行間：「倍数」を選び「間隔」に数値入力

PowerPointの行間設定方法です．ホームタブにある段落グループから進んでいきます．行間は選択式で「倍数」を選ぶと任意の間隔を入力できます．「倍数」以外を選んでも行間を調整できますが，自由度が高く，フォントサイズを変更しても型崩れしないのは「倍数」を選んだ時です．「間隔」に設定したい行間を数値で入力します．

エッセンス

- ★ 行間を適切に設定して，読みやすい見た目の文章にする
- ★ プリセットは行間＝1行，必ず変更する
- ★ フォントによって変わるので，一律設定ではなく都度設定

16 加工のワザにおぼれない

　スライド作成ソフトにはテキストや図，グラフ，画像などを一発で加工する機能が装備されています．手間が少なく効果的な加工ができるというメリットがある半面，誰でもクリック操作だけで加工できますので，自分がスライド作成名人かのような錯覚に陥ります．そして初心者にありがちな"イタい"スライド，技におぼれたがために伝えたいことが届かないスライドが生まれるのです．

　加工する技は極力使わないようにしてください．使った人は気づかないものです．この項では避けたほうがいい加工の代表的なものを列挙します．このほかには，ほとんどの"画面切り替え"アクションや前述した"アニメーション"加工も，避けるべき技に当てはまります．

一見すごいテキスト技
反射つき
パターン塗りつぶし
変形/回転/立体化

コンテンツに見合わない加工は避ける

　「反射」はきらびやかで，荘厳です．プレゼンの達人も使います．しかしコンテンツに見合わない文字加工技はNGです．コンテンツに見合っているか判別することができない人は，決して使わないようにしましょう．一発でテキストが加工できてしまう「ワードアート」機能は「毒」ですので手を出さないよう心がけるべきです．

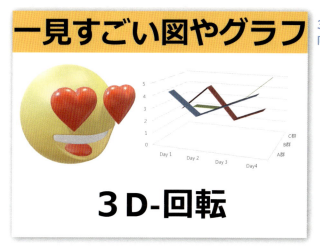

3Dは上級者向きの加工技

　3Dを売りにした図やグラフを初心者が用いると，技におぼれたダメスライドが簡単にでき上がります．2Dで質の高いスライドをつくれるようになったら，3Dを使っていても伝わりやすい良いスライドがつくれるようになっているはずです．まずは，2Dで伝わるスライドづくりの腕を磨いてください．

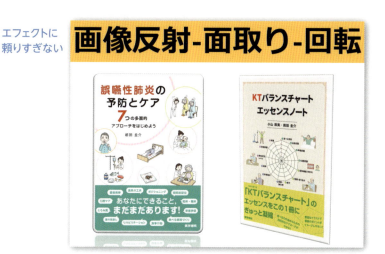

エフェクトに頼りすぎない

写真やイラストを貼り付けただけでは何か物足りない，そういう気持ちになるのはよく理解できます．いくつかのエフェクトを組み合わせて画像を一発加工する機能が，スライド作成ソフトには装備されていますので，つい手を出してしまいます．ぐっと我慢して，エフェクトなしで上手なスライドを作れるように努力しましょう．技におぼれる＝蛇足です．自己満足でしかありません．

> **エッセンス**
> ★ 加工機能は効果的に使わないと単なる自己満足
> ★ テキスト・図・グラフ・画像すべてにおいて注意すべし
> ★ 3D加工，回転系は特に注意が必要

COLUMN

動画ファイルに要注意

　作成したパソコン以外のパソコンでプレゼンテーションするときには，動画の挿入方法に注意が必要です．Microsoft PowerPoint を例に挙げると，動画挿入には2つのオプションがあります．「挿入」を行うとスライド内に動画ファイルを丸ごと保存しますので，動画再生失敗のリスクが少ない反面，ファイルサイズが大きくなります．「ファイルにリンク」を行うと，ファイルサイズは大きくなりませんが，動画ファイルは PowerPoint ファイルとは別ファイルとして，常に相対的に同じ場所に置いておかなければなりません．学会発表などで再生環境が変わる場合，「挿入」を選ぶのが安心ですね．

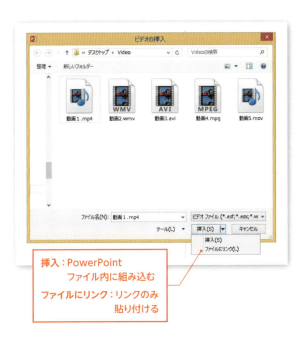

PART 2 発表場面別 使える！テクニック

PART 2 発表場面別　使える! テクニック

研究発表で使える! テクニック

■ ■ ■

医療従事者がプレゼンテーションをする機会として最も多いのは，学会や研究会などで行う，研究成果の発表ではないでしょうか．

研究発表には，取り上げる研究の流れに沿った，ある種の「型」が存在します．必要な事項を押さえていけば，相手にもれなく，きちんと伝わるプレゼンテーションを作ることができます．

17 研究の基本の型,「PECO」

　研究をやってみたいけれど,なにから手を付けていけばよいかわからないと思ったことはありませんか? 研究には型がありますので,まずは型を学習することから始めます.多くの研究は研究課題に対する疑問(リサーチクエスチョン)が第1歩です.たとえば,「栄養不足はリハビリテーションの結果に影響するのだろうか?」という疑問です.リサーチクエスチョンを解明・解決するためにデータを集め,分析し,結論を導き出す,これが研究です.ここでは,研究計画と研究発表でのプレゼンテーションの流れを解説します.

Participants (対象者)

Exposure (要因曝露群)

Comparison (比較群)

Outcome (結果の項目)

リサーチクエスチョンの構造は PECO で表せる

　PECO とは,リサーチクエスチョンを構造化したものです.P は Participants,E は Exposure,C は Comparison,O は Outcome の頭文字からきています〔介入研究では,E が I (Intervention:介入)に変わり,PICO というかたちで構造化します〕.前述のリサーチクエスチョンを PECO に構造化すると,「P=リハビリテーション病院の患者で,E=栄養摂取が多い人は,C=多くない人に比べ,O=退院時の障害の程度が軽いのか?」という PECO が考えられます.リサーチクエスチョンをより具体的に記述

し，どのような研究をすればよいか明確になります．

研究のデザイン

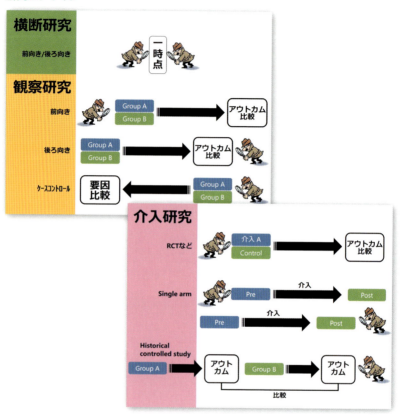

　PECOと並行して，研究のデザインを考えます．横断研究，観察研究，介入研究，その他に分けることができます．それぞれ，既存のデータをまとめて行う後ろ向き研究と，研究計画立案後にデータを収集する前向き研究の2種類があります．また，1つの施設で行うのか多施設で行うのかという点も研究デザインで重要視されます．

　前述のリハビリテーションと栄養のPECOは，観察研究または介入研究として計画でき，後ろ向きまたは前向き，1施設または多施設など様々な研究デザインが組めるPECOでした．実現可能性を検討しながら，実際の研究計画を検討していくことになります．

研究発表の流れ①：経緯→目的→方法

研究発表の流れ【前半】

経緯 知られていること，いないこと

目的 何を明らかにしたいのか

方法
- デザイン
- 対象者
- 収集した変数
- アウトカム変数
- 統計手法
- サンプルサイズ

　研究を実施し，結果を得たら，研究発表する機会が待っています．研究発表は講演やレクチャーと異なり，発表の型がはっきりしています．まず，リサーチクエスチョンの周辺事項に関して知られていること（known）を述べます．そして，知られていないこと（unknown）を示します．unknownについてこの研究のリサーチクエスチョンが生まれ，今回の研究で何を明らかにするのか，研究の目的を発表するという流れが導入部分です．

　次に具体的な研究方法を述べます．研究デザイン，対象者，収集した変数，群分け要因，アウトカム，統計手法などについて必ず伝えます．PECOを具体的に示すスライドを挿入しても構いません．

研究発表の流れ②：結果→考察→結論

研究発表の流れ【後半】

結果　背景特性　アウトカムの差
　　　　　群間の差　多変量解析

考察　新たにわかったことは何か
　　　　　先行研究との違いは何か

結論　何が明らかになったのか

　発表の後半では，結果を示します．伝わりやすいスライドを作り，対象者の背景データ，群間に統計学的な差があったかどうか，PECOで一番重要なアウトカム因子の差について発表します．

　次に考察のパートです．考察では論点を絞るために，この研究で新たに発見したことを具体的に明示し，先行研究との違いや，この発見で今後何が期待されるのかについて根拠を示しながら意見を述べます．そして，最後に本研究のまとめを1スライド（できれば箇条書き）で発表して終了です．

　発表の型を守り，必要な事項について伝わるスライドを作れば，必ず研究発表はうまくいきます．型破りがうまくいく可能性はとても低いので，特に不慣れな方は実直に型を守りましょう．

エッセンス

★ 研究ではリサーチクエスチョンを構造化することが大切
★ 研究デザインを明確にして，プレゼンテーションに明示する
★ 発表には型があり，型破りは御法度

18 「新規性」を見せるケースレポート

　ケースレポートは，1例または少数の事例の情報だけで発表する形態です．統計学的な分析を事例で行うわけではないため決定的な結論を導くことはできません．**ケースレポートの神髄は，"新規性"**にあります．1例を報告しても価値がある新規性，そういう新しい発見を発表するものです．

　ケースレポート発表の流れは，他の量的な研究発表とは少々異なっています．ここでは，医療系ケースレポートで取り上げられる新規性のパターンと，ケースレポートを発表するときの流れを紹介します．発表しようと思っている事例がどういった新規性を持っているのか，発表する人がしっかりと伝えなければ，ケースレポートの意義が薄くなります．"新規性"をはっきりと見せ，伝えるプレゼンテーションを心がけましょう．

医療系ケースレポートの新規性

疾患　対象　経過
症状　治療　結果
診断　機器　解釈

ケースレポートでは新規性を報告する

　医療系のケースレポートは上の図に示すような新規性を報告するものが多いようです．たとえば，「疾患」とは新しい疾患，珍しい疾患を診たという新規性です．「症状」は，今まで知られていなかった症状を発見したというもの，「診断」は新しい診断方法を見出した，「対象」とは，年齢層や基礎疾患の種類などで区切ってみたときにはじめての対象群だった，と

いう新規性です．「治療」とは，新しい手術方法，薬，ケア方法を紹介するとき，「機器」は診断や治療に新しい機器を用いたというもの，「経過」や「結果」は治療効果に新規性があった，ということを報告するものです．「解釈」とは，今まで信じられてきたメカニズムではない別のメカニズムを見出した，または既存の解釈に疑問を投げかけるような新たな説を説明できる事例を報告するケースレポートです．

　1つまたは複数の新規性が含まれていると，ケースレポートとして成り立ちます．

症例発表の流れ①：背景→症例→診断

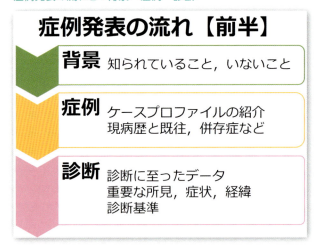

　発表するときのスライドの流れは図の通りに行えば間違いありません．まずは「背景」として，発表しようとすることの周辺の情報として，現在何が知られていて何が知られていないのかを簡潔に示します．次に，紹介するケース（症例）のプロファイルです．年齢，性別などの基本情報から始まり，どういう経緯であなた（発表者）とかかわったのか，現病歴や既往，併存症について提示します．医療系ケースレポートでは，正確な診断が半ば必須要件です．どのような根拠で診断に至ったのか明示します．

症例発表の流れ②：経過→考察→結論

症例発表の流れ【後半】

経過
- 介入内容
- 治療内容
- 継時的変化
- 治療効果

考察
- 新規性は何か
- 新規性をどう説明するか

結論 短文で新規性を強調する

　その後の時間的な経過を示した後，考察のパートです．考察はケースレポートの最も重要なパートであるといえます．必ず，何が新規性なのか，既存のレポートとの違い，この新規性がわかったことで，社会(医療)にどのような影響が出るのかなどを伝えます．最後は，結論です．考察で述べた新規性を再度伝えて終わります．

　学会発表の経験が少ない人はケースレポートをする機会が多いと思います．新規性をしっかりと定め，発表の型を守ってプレゼンテーションをしてください．

エッセンス

- ★ ケースレポート(症例，事例報告)は新規性の打ち出し方がすべて
- ★ 1つまたは2つの新規性をはっきりと見せる
- ★ 発表の型に沿ってプレゼンする

19 活動報告は「独自性」にニーズあり

　時に，学会では各自の取り組み（活動）について報告することがあります．研究発表やケースレポートとは異なり，学術雑誌に投稿するような論文になることはありませんが，学会発表の場ではよく目にしますしニーズがあります．特に，独特な取り組みが好ましい効果を生み出している可能性があるのであれば，学会で活動報告をする意味があります．

　活動報告であっても，プレゼンテーションの流れに型があります．型をなぞるように発表することで，聴衆が理解しやすい，魅力のあるプレゼンテーションに仕上がります．自分たちのやり方（活動）を他に広めたいのであれば，是非ここで紹介する流れにしたがって発表してみてください．もしかしたら，効果を検証する研究が実施されるかもしれません．

活動報告の流れ①：経緯→内容→集計

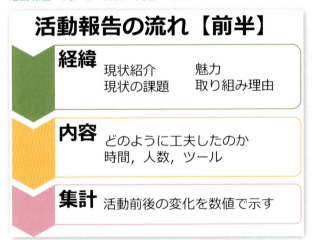

　活動報告のキモは前半部分にあります．なぜ現状を打破する必要があったのか，その取り組みをなぜ選んだのかについて経緯を示します．その後，その取り組みにおける工夫，たとえば時間的な点，人員，使用しているアセスメントツールなどの内容を伝えます．そして，結果（集計）とし

て活動前に比べてどのように変わったのか，シンプルな数値を見せるだけです．場合によっては，事例をごく短く挟んでも構いません．

研究発表の流れ②：課題→展望→結論

活動報告の流れ【後半】

課題 好ましい結果の裏にある課題
修正が可能なのか

展望 さらに好ましい方向へ
どのような未来があるのか

結論 短文で効果と魅力を強調する

　前半では魅力的なことばかりを語りました．後半の出だしでは公平な目で見た課題を伝えます．「私たち，すごいでしょ」という面だけでなく，冷静に分析した感想を少し出すことで，紹介する活動の魅力が増します．その後，課題を克服する方法や将来への明るい展望を示します．「うちでもやってみようかしら」と思ってもらうのに役立ちます．最後は結論として，端的に活動の効果と魅力を強調したスライドを見せて締めます．

エッセンス

★ 独自の取り組みの魅力を伝えるために活動報告をする
★ 経緯，活動内容と少しのデータ提示が中心
★ 課題や今後の展望紹介を追加することも忘れずに

20 何がわかったのかを見せる

　学会での発表にかぎりませんが，発表者が最も伝えたいことをしっかりと伝えることはプレゼンテーション終盤に欠かせない要素です．いろいろとデータを見せたにもかかわらず何が言いたいのかわからないプレゼンテーションは，発表者と聴衆双方の時間の浪費でしかありません．

　特に学会では，研究や事例で得たことや，独自の活動の正当性など何がわかったのか，何を言いたいのかをはっきりとしたメッセージとして見せる必要があります．それが学術大会で求められる，「新たな発見」の発表だからです．

　私は，**何がわかったのかをスライドに明示する**ことをすすめています．ただし，わかったことが一目でわかるよう，非常にシンプルな言葉で書くべきです．

わかったことを考察/結論で明示

 一番強調したい事実

 次に強調したい事実

 ついでに提示したい事実

わかったことを3つまで厳選して示す

　何がわかったのか，最大3つまで厳選して示します．一番強調したい事実を最初に出すのが鉄則です．複数行にまたがらず，1行で書きましょう．できれば10字以内，多くても20字以内が理想です．体言止め，助詞省略，単語のみでも問題ありません．

> **考察**
>
> KTBCは
> 1) 高い**信頼性**と
> 2) 構成概念**妥当性**
> を示した

重要語が目に飛び込むようにする

　以前に私が発表したスライドを示します．この時は，わかったことを考察の最初のスライドで2つ示しました．「信頼性」と「妥当性」がわかったことでした．太字で強調した行に，さらに赤色のアクセントカラーを使って最重要語を強調しました．聴衆は一瞬で，「信頼性」「妥当性」がわかったのだ，という事実を認識できたはずです．

単語や図で見せる

> **可視化して多彩な使い方**
> 弱み・強み・介入計画
> 介入効果判定
> 経過記録
> 情報共有シート
> 情報提供書
> 学会発表・研究

次に，このわかったことを補足し，今後どのように発展していくのかという点を1枚のスライドで示しました．コンテンツをすべて単語で表示したことで，文字数が多くても認識しやすいスライドになりました．

なお，前頁スライド右下の蜘蛛の巣のような図解は，研究の主題であるKTBCというツールを使う時の図です．前もって方法等で示した図解ですので，反復効果でイメージがわきやすい工夫をしています．

結論

KTBCは
信頼性と**妥当性**が高い
簡便で**用途**が多彩である

結論は文字数も絞り込む

助詞をサイズダウン

最後に結論を短時間で示しました．できるだけ文字数を削り，一見して意味が理解できるところまで絞り込んだ結論メッセージです．助詞をサイズダウンすることにより視覚的なノイズを少なくして，重要な単語を読みやすくする工夫も加えています．

エッセンス

★ 発表で伝えたいことを厳選して1文（1行）で示す
★ 読解力不要！　一目でわかるキメの1文を練る
★ 何がわかったのか見せることで聴衆の理解はスムーズになる

COLUMN

研究発表とレクチャーでは目的が異なる

　研究発表は，講演やレクチャーと異なる点が多くあります．学会や講演会でそれまでたくさんの講演を聞いて勉強してきた研究初学者が，いざ自分の研究発表のときに，講演風のプレゼンテーションをしてしまうという，イタイ場面を目撃したことがある人もいると思います．科学的に検証された新事実を短時間で伝えるのが研究発表です．そこでは，私見や教育的な要素は限りなく少なくしてよいのです．

研究発表とレクチャーの違い

研究発表	レクチャー
聴衆に吟味される	聴衆は受け身
新事実を公開する	教育的な要素
再現可能な手法を提示	既存の報告を総括
結果から得られた考察	わかりやすく意訳
科学的な報告	私見を交えた解説
妥当性の高い結論	包括的な内容

　研究発表は聴衆に吟味されるプレゼンテーションです．どのような目的で何をどのようにして検討し，どんな結果が出たのか聴衆に伝わらなければ吟味することすらできません．
　講演やレクチャーは聴衆に対して教育的な内容を伝えることが多く，研究発表とは目的が異なります．また，講演では私見の主張をすることもできますが，研究発表は科学的新事実のお披露目の場ですので，私見を極力封じます．

21 研究発表はシンプルにつくる

　研究発表を聞いている聴衆は，初めてその研究内容を見聞きします．しかも5～10分という短時間で研究内容を把握し，問題点や感想をまとめて質問しなければなりません．発表者にとっては，研究の背景，方法，結果，考察を的確に伝えることが第一義となるわけです．どんなに意味のある研究成果が得られたとしても，持ち時間内に正確に伝えられないようでは研究発表失敗です．

研究の背景

なぜこの研究を行ったのか

 理由を箇条書き

 思考の流れを提示

 結果で何が変わるのか

「なぜ」を
シンプルに
伝える

　短時間で事実を伝えるためには寄り道をしている暇はありません．時に寄り道（枝葉の情報）はノイズとなって，重要な情報の重みを下げてしまいかねませんので，研究発表ではごくシンプルなスライドを準備することをおすすめします．
　研究の背景を示す時には，できれば1文の箇条書きスタイルまたは矢印等を使って思考プロセスを見せるスライドにするとよいでしょう．提示した仮説が証明されれば，どのような重要な変化がもたらされるのかを伝えるのもよい手法です．

方法

他者が再現できる最低限の情報

- 対象とデザイン
- 指標・項目・時間軸
- 検討方法

他者が再現できる最低限の情報を端的に述べる

　方法のセクションでは，他の研究者が同じような研究を再現できる情報を提供します．方法に影響しない情報は積極的に排除します．必要な情報は，対象者(組み入れ基準，除外基準)についての情報と，研究デザイン，取得し分析した指標・項目とそれを得たタイミング(時間軸)についての情報です．検討方法はどのような比較手法を用いたのかを示すとよいでしょう．ここでも同様に，箇条書きや項目列挙などで記述します．文章を記載して言葉数が増えすぎないように配慮すべきです．1〜4枚ほどのスライドで仕上がると思います．

考察では新事実とその妥当性を論じる

考察

新事実と先行研究の比較

- 新事実を1文まとめ
- 支持/不支持論文
- 本研究の妥当性

結果の示し方は **20** (p.62) で大きく取り上げましたので，ここでは考察について触れます．考察は研究発表をプレゼンテーションするにあたって最も苦労するセクションです．私がよく用いる手法は，本研究で得られた新事実のうち，重大なものを2点挙げ，それを支持する論文，支持しない論文を紹介し，本研究の妥当性に言及するというものです．また，その結果が得られたメカニズム (因果関係) について，先行研究などから推論するという方法もいいでしょう．

いずれにしても，考察では私見ではなく，本研究で得られた新事実について科学的かつ合理的な意見を紹介するべきです．スライドのつくりはシンプルに，文字はできれば1行15字以内または2行25字以内で一見してわかる1文にまとめてください．

エッセンス

- ★ 短時間で聴衆に理解してもらえるように簡潔さが求められる
- ★ 研究発表は聴衆に吟味してもらえるために伝える発表
- ★ 研究結果に基づいた科学的かつ合理的な考察を添える

22 グラフの見せ方

　グラフは量的な数値を図として「視える化」する手法です．普段私たちは多くのグラフを目にしていますが，なぜ棒グラフなのか，円グラフなのかあまり考えたことはありません．ここでは，グラフ化する際にどんな種類のグラフを使えばいいのか，グラフを描画するときに気を付けることについて記載します．

　他のスライドと同様にグラフのスライドも，蛇足情報（ノイズ）を極力排除したものを作ります．グラフで蛇足になりがちなのは，背景の目盛り線と背景色，縦軸の細かい目盛り，グラフタイトル，単位のサイズです．必ず削除や調整をしましょう．特に単位は書いてさえあれば重要なものではありません．結果の数値の半分くらいの大きさにサイズダウンするくせをつけてください．

グラフ種類	表したいこと
棒グラフ	平均値比較 頻度
箱ひげ図	中央値比較
折れ線グラフ	経時的な変化
円グラフ	頻度 割り合い

よく使用されるグラフの種類とその用途
プレゼンテーションで使うことが多い4つのグラフについて，用途を示しています．

　平均値と分布（標準偏差）を見せたい時は棒グラフが向いています．分布に偏りがあるような項目を見せたい時には，箱ひげ図が向いています．多くの箱ひげ図は中央値と第1，第3四分位，最小値，最大値を見ることができます．経時的な数値の変化を見せるには，時間軸に沿って線でつな

がっている折れ線グラフが向いています．頻度や割り合いを表すには，円グラフまたは棒グラフを使います．

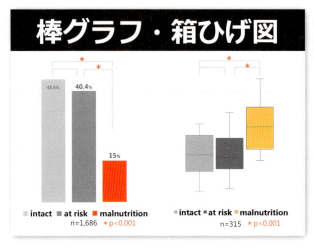

棒グラフ，箱ひげ図は比較したい内容にアクセントカラーを

　あまり重要ではない情報の露出を減らすことで，見やすくわかりやすいグラフを作ることができます．縦軸の目盛りを思い切って削除してもいいときがあります．目盛り線は薄くして，本数も減らして描画しましょう．有意差があり，プレゼンテーション中に強調したいところは，思い切ってアクセントカラーを使います．できれば，他の群の色はトーンを下げておくと，アクセントカラーが映えます．

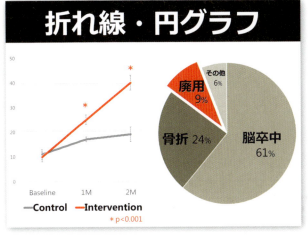

折れ線グラフは
太めに描く
円グラフは
飛び出させる

　折れ線グラフは棒グラフや箱ひげ図と同じように作りますが，肝心の線が細いと重要な情報が伝わりにくくなりますので，気を付けてください．プリセットの線は細すぎます．円グラフを見せるときに強調したい項目があれば，アクセントカラーとともに，円から飛び出させましょう．聴衆の目線のほとんどを誘導できます．

エッセンス

- ★ グラフは結果を数字だけでなく視覚で伝える手法
- ★ 伝えたい結果の種類によって最適なグラフが決まっている
- ★ 重要なものを強調し，重要でないものを縮小または削除する

23 テーブルの見せ方

　理系研究の多くは量的な数字をいくつも比較します．そして結果をある程度まとめて，テーブル（表）という形で発表します．プレゼンテーションの際には，このテーブルを見せるわけですが，テーブルは情報量が多いため，とにかく見にくくて伝わりにくいものです．
　結果の表を伝わりやすくする鉄板の工夫がいくつかあります．

1 無用な線を書かない
2 重要でないデータは書かないか小さくする
3 重要な点を強調する

　この3つに気を配って作表してください．とても見やすくなります．私はテーブルの見出し行や見出し列に色を付けることをおすすめしています．見出しに色がつくとテーブルの構造がはっきりするからです．

列が少ないときは行罫線なし

	男性 n (%)	女性 n (%)
脳卒中	17 (27.0)	12 (25.0)
認知症	15 (23.8)	13 (27.1)
パーキンソン病	6 (9.5)	3 (6.3)
神経筋疾患	1 (1.6)	3 (6.3)
サルコペニア	13 (20.6)	10 (20.8)
頭頸部癌	3 (4.8)	1 (2.1)
その他	8 (12.7)	6 (12.5)

Fisher's exact test: p= 0.884

列が少ない表には行罫線を入れない

　表の列が3列以下であれば，項目を分ける行罫線は不要です．行罫線は左から右へデータを読むときに誤って行をずらして読んでしまうことを防げますが，列数が少ないときは行を飛ばし読みしてしまうことはないからです．

研究発表で使える！テクニック

列が多ければ罫線をうっすら　罫線は薄く，細く入れる

	All (n=111)	男性 (n=63)	女性 (n=48)	p値
年齢, (歳)	85.0±8.4	81.8±7.5	89.2±7.6	<0.001
Body mass index, (kg/m²)	18.3±2.4	18.0±2.4	18.7±2.5	0.143
MNA-SF, (score)	5 [4-7]	5 [4-7.5]	5 [3.75-7]	0.680
Barthel Index, (score)	0 [0-30]	0 [0-45]	0 [0-5]	0.002
脳卒中歴, n (%)	38 (34.2)	18 (28.6)	20 (41.7)	0.163
四肢骨格筋指数, (kg/m²)	4.48±1.06	5.04±0.82	3.74±0.87	<0.001
握力, (kg)	5.0 [3.6-10.0]	8.0 [3.9-12.3]	4.7 [3.15-5.62]	<0.001

　列が多い時には，行罫線を入れると見るときのガイドになります．くっきりした罫線ですと，表のイメージをとても混み入った（ビジーな）ものにしてしまいますので，白抜き線かグレーの細線にすることをおすすめします．または，2色交互に行の背景色を設定するという手法もあります．PowerPointのプリセットで交互配色の設定がありますので，試してみてください．

ただ見せるだけ＝詰め込む　解釈や考察を別に出す

	Kappa	中央値
口唇閉鎖	0.44-1.00	0.44
食塊形成	0.53-0.70	0.56
咀嚼	0.69-0.85	0.85
失行	0.63-1.00	0.63
舌の口蓋接触	0.09-0.58	0.49
早期咽頭流入	0.41-0.57	0.41
口腔内通過時間	0.69-0.70	0.70
咽頭収縮惹起	0.69-0.85	0.85
喉頭蓋谷残留	0.58-0.81	0.76
喉頭挙上	0.24-0.63	0.45
梨状窩残留	0.65-0.83	0.81
咽頭壁コーティング	0.61-1.00	0.63
咽頭通過時間	0.58-0.81	0.76
誤嚥	0.44-1.00	0.44
喉頭蓋反転	1.00-1.00	1.00

Kappa値

中央値average = **0.65**

中央値range = **0.41-1.00**

信頼性は **moderate〜excellent**

表の中には重要な数字はあまり出てこないけど結果として表示したい，または，すべてが重要で強調するとびぬけたものがないようなときには，あえてきっちりと詰め込んだ（ビジーな）スライドにするのも1つの方法です．ただし，全面にビジースライドを出さず，解釈や考察をメインコンテンツに持ってきます．

重要な数字だけの時も

論文	Energy (kcal/kg IBW)	Protein (g/kg IBW)
Maeda K, et al. J Acad Nutr Diet. 2016	**35**	**1.4**
Wakabayashi H, et al. Am J Phys Med Rehabil. 2016	**33**	**1.5**
Hashida N, et al. Nutrition. 2017	**35**	**1.3**

見せたい結果だけ大きく示す

インパクトスライドに表を使いたい時は，見せたい結果だけデカ文字で見せるのが正攻法です．このスライドは，行背景を2色交互に設定する方法も使っています．白背景，薄めのグレー背景で行をくっきりと分けつつ，黒の太字はしっかりとコントラストよく浮かび上がるという配色です．

エッセンス

★ 情報量が多いテーブル（表）はスライドづくりの難関の1つ
★ 重要性の低いものは小さく，高いものは太く大きく表示する
★ 行の背景色を駆使することで無駄な罫線を省略できる

COLUMN

イラストはなくてもよい

　研究発表では，イメージ画像やイラストを多用することが嫌われる傾向にあります．印象操作と思われかねないからです．イラスト等の図がなくてもスライドをていねいにつくれば，伝わりやすいものができ上がりますから大丈夫です．

　スライドづくりで特に注意するべき点は「整列」「コントラスト」「短い言葉」です．余白幅が揃っていたり，テキストボックスの左端が別のコンテンツと左端合わせにされているととても見やすくなります（下図では，文献リストが"注目されている"という文字列と左端合わせになっています）．

Known

サルコペニアと
摂食嚥下障害の関連性
　　　　注目されている

Tamura F, *et al. Dysphagia.* 2012
Kuroda Y, *et al. J Am Geriatr Soc* 2012
Murakami M, *et al. Geriatr Gerontol Int* 2014
Wakabayashi H, *et al. J Cachexia Sarcopenia Muscle* 2015

左端合わせ

背景色を交互に変えて"行"のように見せるのも整列効果の1つです．強調したい文字が他の文字に比べ色，太さで強調されているだけでコントラストがついて，視線を誘導できます．不必要な言葉がないか何度も推敲を重ねて，重要度の低い言葉を省略すると，短くて読みやすいテキストになります．

Methods

Design: 　横断研究

Setting: 　急性期病院（単施設）

Inclusion: 　**嚥下造影検査(VF)を受けた**
　　　　　　65歳以上高齢者
　　　　　　サルコペニアの診断を受けた

Exclusion: 　生体インピーダンス法(BIA)禁忌
　　　　　　握力測定困難

24 幅のある結果の見せ方

　集計や分析した結果の多くは「幅のある結果」です．たとえば，対象集団の年齢ですと，平均値±標準偏差という数字が出力されるはずです．「±標準偏差」というのがここでいう幅の部分です．平均値や中央値の1つの数字を見せるのではなく，標準偏差や4分位も見せることで，集団の分布が想像できます．多変量解析の結果も幅のある結果が含まれます．これら幅のある結果をスライドで見せる場合，2通りの方法が考えられますので，ここでご紹介します．
　表（テーブル）に数値を記載する方法とグラフで見せる方法です．他のプレゼンテーションスライド同様，極力ノイズになりそうなデータを省くか小さくし，重要なデータを強調して作ってください．

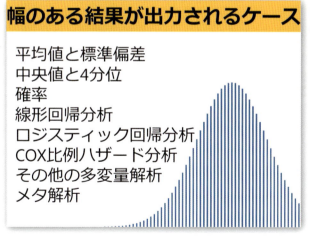

「幅のある結果」となる主なケース

　平均値±標準偏差と書かれている場合，平均値をピークに±標準偏差内に約2/3の対象者が含まれていることを意味します．また，発生頻度（確率）の期待値や多変量解析の結果なども幅を持っています．95%信頼区間（95% confidence interval, 95%CI）や90%CIとは，95%または90%の確率で，その幅の中の数値が発生していることを意味します．

テーブルを使って見せる

	Overall (n = 529)	Female (n = 301)	Male (n = 228)	p value
Age, years	83.5 ± 8.2	85.6 ± 7.8	80.8 ± 7.7	<0.001
MNA-SF, score	8 [4 – 10]	8 [3 – 10]	8 [4 – 10]	0.578

	Adjusted Odds ratio	95% Confidence interval	p value
Age, years	1.362	1.016 – 1.721	<0.001
Sex, (female)	1.200	0.871 – 1.799	0.323
MNA-SF score	0.981	0.669 – 1.440	0.923

表(テーブル)で見せる場合はフォントに差をつける

　対象者の背景やベースラインの数値，頻度を見せる最も一般的な方法は，表(テーブル)を使う方法です．幅を見せることは重要ですが，すべて一律のフォントサイズで記載すると，より重要な数値(平均値や中央値)の強調が半減してしまいます．特に，標準偏差や四分位幅を示す数値はフォントサイズを小さくすることをおすすめします．

グラフで幅を示す場合は
グラデーションが効果的

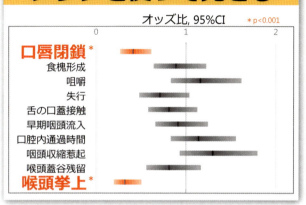

単変量，多変量解析双方ともグラフで見せることができます．テーブルだと情報量が多すぎるときに非常に便利です．Microsoft PowerPoint では，算出値とその幅（たとえば，調整オッズ比と95%CI）をグラフ上に書くには工夫が必要で煩雑ですが，このようにグラデーションカラーで表示すると数値が意味するものを適切に表示できます．

エッセンス

★ 多くの分析結果（数値）は幅のある結果である
★ 表で見せるときはノイズにならないようにフォントサイズダウン
★ グラフで見せるには手間がかかるが，非常にわかりやすい

講演やミニレクチャーで使える！テクニック

■ ■ ■

研究発表とは少し趣が異なり，講演の場合はストーリー，展開を考えてプレゼンを構成することが大切です．
どの順で話されるかをあらかじめ予想できる研究発表とは違い，講演ではこれから何を話されるのか，どんな展開なのかが聴衆にはわかりません．その特性を生かしたテクニックをご紹介しましょう．

25 アジェンダを見せる

　アジェンダとは目次，議題，式次第というニュアンスの言葉です．プレゼンテーションには話題の焦点が複数ありますので，その焦点をスライドで一覧にして見せるという方法でアジェンダを明示します．必ずアジェンダスライド（目次）を使わないといけないというわけではありませんが，使うことで演者と聴衆の興味のベクトルを同じ方向に向けることができます．

　アジェンダスライドはプレゼンテーションの達人も使っています．初心者でも使いやすいので，プレゼンテーション慣れしていない方は是非使うようにしてください．スライドのレイアウトは，箇条書き，かつ質素が原則です．場面が展開するたびに同じスライドを使うため，簡潔にして，くどくないスライドを作りましょう．

目次を見せる効果

- 話題の構成が伝わりやすい
- 現在の進み具合を把握しやすい
- 話題を変えたい時に使いやすい
- 配布資料に載せるとありがたい

アジェンダ（目次）スライドの効果

　アジェンダ（目次）スライドを見せる意義は複数あります．話題の焦点を絞ることに加え，全体像がつかみやすい，全体の中での現在の位置が把握できるという広い目でみた効果もあります．また，アジェンダスライドを表示してひと呼吸間をとれば，大きく話題を変えたとしても違和感が少

なくて済みます．配布資料の冒頭に付いていれば，参加者が復習するときに助かります．

現時点を強調する

- 話題の構成が伝わりやすい
- **現在の進み具合を把握しやすい**
- 話題を変えたい時に使いやすい
- 配布資料に載せるとありがたい

「今」が講演中のどの位置かを知らせる

次に話す内容を強調すると，話題の転換がわかりやすい．

話題が切り替わるときに同じスライドを利用しますが，今から話すアジェンダを強調したものになるよう加工するべきです．強調し損ねると，逆に聴衆を惑わせてしまいますので，気を付けてください．おすすめは，

1 フォーカスする内容を"太字"に
2 それ以外は半透明にした背景色の四角形オブジェクトを上に重ねて隠す

方法です．

簡単にできますので是非活用してください．

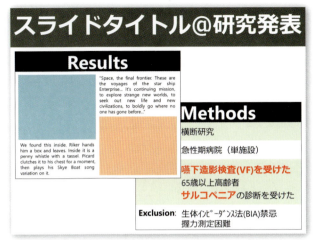

発表全体中の区分を明示する

研究発表の場合は，アジェンダを出すことで「方法」や「結果」などのセクションを示す効果がある．

　持ち時間が少ない研究発表の場合は，目次というより，発表の型（セクション）を明示することになります．スライドタイトル中央に大きく，または左寄せで大きく記載すると，発表全体の中のどのセクションなのかはっきり区別できますので便利です．

エッセンス

★ 話題展開時にアジェンダを見せることで焦点を絞る
★ プレゼンの達人もよく使っている鉄板の手法
★ 焦点をはっきりと強調したシンプルなスライドにする

COLUMN

あえて見せない

　非定型という驚きや逸脱性を狙って，あえてアジェンダスライドを見せないという方法もあります．ただし，話題の転換点であることがわかり，次の焦点が何なのかが伝わるスライドが必要です．聴衆に視覚情報として見せることが重要で，言葉だけの説明で終わらせないようにしなければなりません．

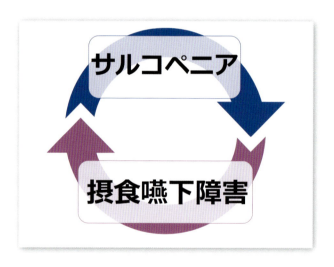

　文章ではなく単語を示しつつ関連性を補足する図解がついた上記のようなスライドは，アジェンダスライドの代替として使えます．

26 伝わるストーリーは三段構え

　プレゼンテーションは知っていることをやみくもに伝えまくるものではありません．人に伝わるためには，受け入れやすく構成（ストーリー）を練ったプレゼンテーションであることが大切です．
　人に受け入れられやすいストーリーを考えてみましょう．たとえば，私たちは音楽や小説など，時間軸のある芸術に触れたとき，どのようなものが心に入ってくるでしょうか．一瞬のハーモニーや数行の活字だけでは多くの人の心は動きません．時間の流れに伴って，緩急や進行具合が調整されたものを"素晴らしい"と感じるものです．それは直感的でノンバーバル（非言語的）なものと思いがちですが，実は鉄板ともいえるストーリーの進み方が存在します．「三段構え」，あるいは「序破急」と呼ばれるものです．

音楽から生まれた言葉，「序破急」

　「序破急」は和楽から生まれた言葉です．簡単に言うと，「序」＝つかみ，「破」＝主題，「急」＝クライマックス（結論），という展開を指します．日本だけでなく世界にも，この「序破急」と同じような意味を表す言葉があり好まれています．POPやROCKなどの現代の音楽でも，イントロ→ABメロ→サビという序破急は受け継がれています．ABメロの部分を分析すると，クライマックスのサビに向かって，Aメロ→Bメロ→前サビという三段構えである曲にヒット曲が多いそうです．序破急の入れ子構造です．

三パートに分割できる

プレゼンの展開は大きく三段階

| つかみ(序) | 主題(破) | 結論(急) |

序 — 既知/未知 新知見
破 — 既知/未知 新知見
急 — 既知/未知 新知見

　プレゼンテーションのストーリーも，序破急の入れ子構想が基本です．大きな序破急の中に，小さな序破急があります．特に主題部分には，複数の序破急が併存しえます．言いたいことの取り掛かり（イントロ）を伝え（序），どのようなことが知られていて問題点は何なのか，解決法など新知見を紹介し（破），最後に総まとめをして鼓舞する（急），といった進め方です．

　研究発表の型（背景と目的，方法，結果，考察と結論）は一見すると四または五段構えに見えますが，序＝背景と目的，破＝方法と結果，急＝考察と結論と3つに分けることで，呼吸の取り方，熱の入れ方に変化をつけるタイミングがわかりやすくなります．

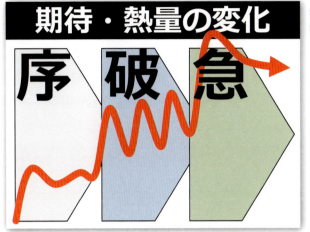

　聴衆の期待度や演者の熱量は徐々に上昇します．序から破へ，破から急へ展開するときには期待度・熱量ともにギアを上げるようなイメージです．

エッセンス

★ 三段構え（序破急）は心に響く手法
★ 序破急は入れ子構造にすることで厚みが増す
★ プレゼンテーションでは構造の展開点でギアチェンジする

27 キーワードでバトンリレー

　主題・本題はプレゼンテーションの核となる内容です．おそらく演題名は主題と関連したタイトルになっているでしょう．聴衆は，何が語られるのか，何を教えてもらえるのか，何が明らかになるのかなど興味津々です．主題をうまく伝えるために，演者は話の流れを工夫して挑まなければなりません．

　話の流れをつくる方法として，キーワードを強調する手法を紹介します．直前に出てきたキーワードを強調して，次の話題へ進む接続語を慎重に選ぶだけで，見事にストーリー感が生まれ，話に脈絡を持たせることができます．たとえて言うなら，ドミノ倒しのように次につなげる手法です．

キーワードで話題をつなぐ
- 掘り下げる
- 横に広げる
- 新事実へ展開

話題をつなげる3つの展開パターン

　前のパートに出てきた重要語句や結論をキーワードとします．小括するようにキーワードについて簡単におさらい（強調）した後，キーワードに関連した次のキーワードへ展開します．展開パターンは3つあります．

1 **キーワードをさらに掘り下げ，もっと詳細な情報を持ち出す**
2 **キーワードと関連性がある併存した別のキーワードへ話を転換する，いわば，話を横に広げる**

3 強調したキーワードとの関係があまり知られていない驚きの新事実を持ち出し，急展開させる

という展開方法です．

話題をつなげていきますので，この時用いるつなぎ言葉（接続語）の選択が重要です．"掘り下げ"の時は「詳しく見ていくと」「さらには」などです．"横に広げる"ときは，「一方」「同じように」といった言葉が挙げられます．"急展開"するには，「実は」「なんと」といった言葉を使っていくといいでしょう．

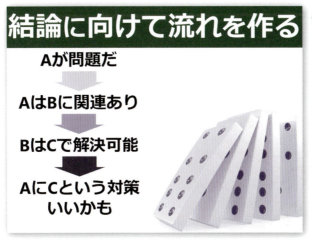

代表的な論理展開：三段論法

話題をつなげたからといって，それだけでうまく話が進むわけではありません．論理的な展開が必要です．

たとえば，三段論法です．Aについての解決法が主題だとします．その場合，まずはAにとても関連があるBについて論じます．次に，Bは実はCという画期的な解決策がある，と展開します．その後，AとBは似ているので，AにもCが効果的かもしれない．実はCでうまくいった事例がある…，というような論理でストーリーは完成します．

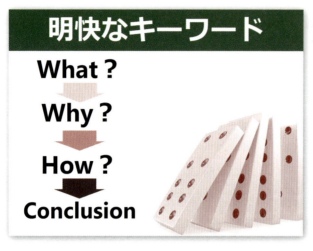

5W1Hのキーワードを用いてまとめる

　そのほかに，5W1H（What, Where, Who, When, Why, How）をキーワードとして持ち込んでプレゼンテーションを構成するのも1つの手法です．何が問題なのか（What），それはなぜ起こっているのか（Why），どのようにすれば解決できるのか（How），そしてクライマックスで結論づける（Conclusion），というものです．

　たとえば，Aは高齢社会の闇の1つであるというWhat，次になぜAが今になって問題視されたのかというWhy，Bという方法が海外では使われているというHow，日本でAに対してBという策が効果的かどうかはわからないが，可能性はありそうという結論．このような，5W1Hに含まれる疑問を用いて展開する方法でも，わかりやすいストーリーを作ることができます．

> **エッセンス**
> ★ 本題の展開はキーワード強調や5W1Hでつなげていく
> ★ ドミノ倒しのような流れがあれば人は理解しやすい
> ★ 掘り下げ，横広げ，急展開というパターンが重要

28 あえてはみ出してみる

　コンテンツは余白や他のコンテンツと整列（上下端または左右端合わせ，中心軸合わせ）させることで，スライド全体のバランスが良くなります．きちんと整ったスライドでまじめな印象を持ってもらえます．しかし時々，コンテンツ同士が重なったり，枠外にはみ出たりするスライドが登場することで，印象を強めることができますし，エンターテイメント性が向上します．研究発表会場のような遊び心ゼロの場では不向きですが，講演やレクチャーの場では「はみ出しコンテンツ」を活用したプレゼンテーションも活用したいものです．

　はみ出しには，「重なり」と「見切れ」の 2 要素があります．それぞれ単独または組み合わせて使います．

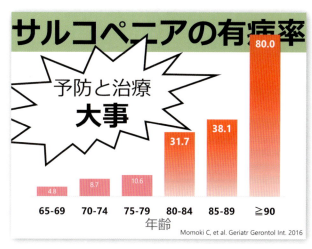

強調する部分をはみ出させる

この例では，右端の赤い棒グラフがスライドタイトル上に重なっています．「80.0%も発生している」ことをかなり強調できています．
また，吹き出しの一部はスライドタイトルに重なり，別の端は枠外に見切れています．特に伝えたいパートがそれ以外のコンテンツに重なったり，見切れたりすることで強調されるのです．

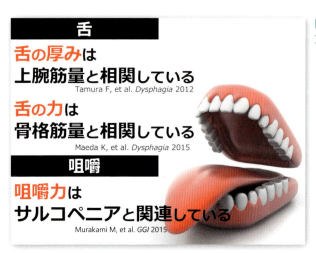

関連する背景画像に文字を重ねる

　上の例では，大きな背景画像にテキストが重なっています．もし重なっていなければ，その他のテキストと同じようなレイアウト（2行で記述）が不可能です．または，画像がとても小さなものになってしまいます．コンテンツ同士を重ならないように整列したとしたら，とてもつまらない小さくまとまったスライドになっていたでしょう．注意点としては，テキストを図に重ねるときは，重要な単語が重ならないように気を付けることです．

内容が伝われば大きくはみ出してもよい

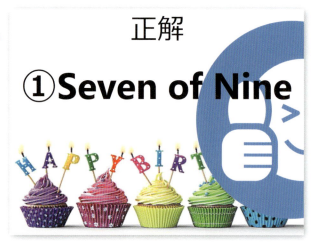

「重なり」と「見切れ」を組み合わせたスライドの例です．図やテキストが3段に重なっていることでスライドに奥行きが感じられます．右端のイラストは半分しか見えていません．はみ出しすぎは要注意ですが，内容がわかるのであればこれくらい見切れていても構いません．もしこのスライドで，重なりや見切れがない整列したレイアウトをしたとしたら，印象が薄い雑なスライドに見えることでしょう．

エッセンス

- ★ きちんとコンテンツが揃ったスライドに"時々"はみ出し効果を
- ★ 重なりと見切れを活用し，重要パートを直感的に理解しやすくする
- ★ 重要な単語は重ならないように気を配る

29 事例でさらにダメ押し

　講演やレクチャーでは，テーマについての考え方（コンセプト）やそれを支持する根拠（エビデンス），私見（主観），展望などを織り交ぜます．この時点で聴衆はわかったつもりになっているはずです．

　ここで，聴衆にさらに「腑に落ち」てもらうために，事例を最終版で見せるという手法があります．講演内容に即したケースをわずか1例提示するだけで，「わかりやすかった」という感想をもらえるでしょう．具体的な方法がリアルワールドで行われ，結果がすばらしかったというだけですが，人は合点がいくものです．特に講演，レクチャーに慣れていない人はこの手法を使うべきでしょう．

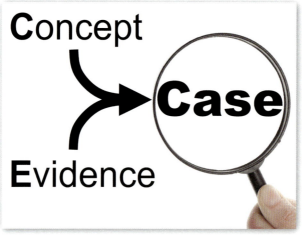

考え方や根拠を具体的な事例で補強する

エッセンス

★「わかったつもり」は実際の例で補強する
★具体的な1例で理解度は格段に増す

30 根拠論文の引用

スライド中に，出版済みの論文を明示しながらプレゼンテーションすると，信憑性が増した発表になります．明示すべきタイミングは，次の3つです．

1 既知の内容を伝えようとするとき
2 手法の妥当性を伝えようとするとき
3 図表や結果などを引用するとき

明示はシンプルにテキストで書くのが有効です．ジャーナルのWebサイトや論文のタイトルページをスクリーンショットし，画像として貼り付ける手法もあります．これは引用元を明示するというより，インパクトに重きを置いた手法と考えられます．画像貼り付けは連発せず，ここぞという時に使いましょう．

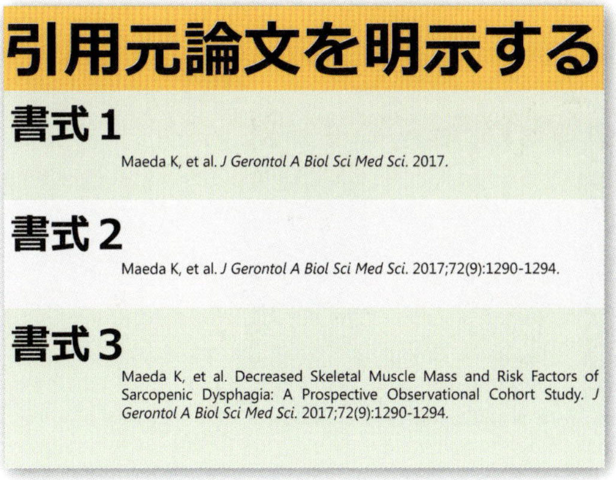

引用元論文を明示する

書式1
Maeda K, et al. *J Gerontol A Biol Sci Med Sci.* 2017.

書式2
Maeda K, et al. *J Gerontol A Biol Sci Med Sci.* 2017;72(9):1290-1294.

書式3
Maeda K, et al. Decreased Skeletal Muscle Mass and Risk Factors of Sarcopenic Dysphagia: A Prospective Observational Cohort Study. *J Gerontol A Biol Sci Med Sci.* 2017;72(9):1290-1294.

論文情報はシンプルなテキストで示す

記載する書式は情報量の程度によって図のような3種類が考えられます．書式2または3であれば，必ずその文献を検索できます．書式1でも検索できる可能性は高いです．何より，シンプルでレイアウトデザインに困らないのでおすすめできます．

エッセンス

★ 引用論文の情報はシンプルに示す
★ 聴き手が検索しやすいスタイルを選ぼう

31 パワポで行う画像加工

Microsoft PowerPoint には画像・映像加工の機能が十分に装備されています．技におぼれて過度な加工をしてしまうことは避けたいですが，必要な加工をし損ねてはいけません．高価な画像処理ソフトを使わずに，必要不可欠な加工のすべてを PowerPoint でできます．逆に，PowerPoint で加工できないタイプの画像処理は，スマートなプレゼンテーションスライドには不要なのかもしれません．

ここでは，スライドづくりで多用する画像加工の機能を紹介します．わずか4種類です．4種類の加工方法をマスターして，スライド上で画像をより印象的に使ってください．

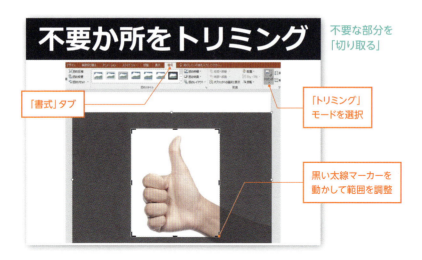

最も使う機会が多いのは「トリミング」＝切り取りです．取得した画像の辺縁にはプレゼンテーションに不要な部分が多くありますので，必要な部分だけになるようにトリミングしてください．黒い太線マーカーをドラッグして，画像の外側を選択領域の外に出し，必要なところだけ残します．

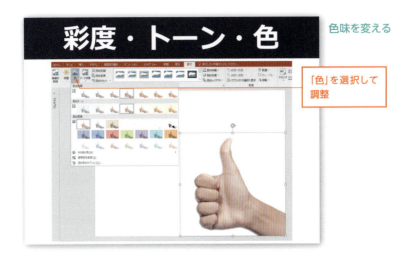

　取得した画像の色調などをスライド全体のイメージに合うように調整する加工方法です．「彩度」＝鮮やかさ，「トーン」＝色調，「色」＝全体の色が変更可能です．リアルタイムにスライド内の画像が変化しますので，試しながら調整するといいでしょう．

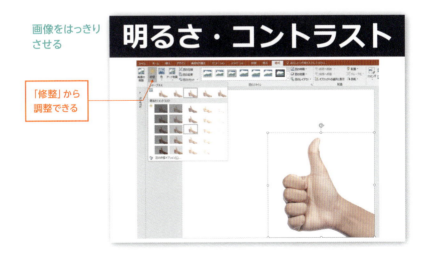

　「明るさ」と「コントラスト」の組み合わせで，はっきりと見やすい画像に加工できます．多くの場合，スライドは光で投影されますので，暗く

なくコントラスト高めに調整します．くっきり度を上げたい時は「シャープネス」で変更できます．

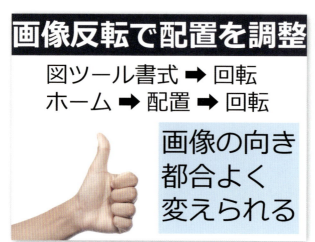

向きや角度を調整する

　画像の向きが気に入らないときは，「回転」機能を使います．任意の角度に回転できますし，上下，左右に反転も可能です．左右反転は非常に便利です．見切れた画像であってもどちらの両端どちら側でも配置できるようになります．

エッセンス

★ スライドづくりに必要な画像加工技術は4つ
★ トリミングを多用して無駄な外周領域をカットする
★ スクリーンに投影されることを意識して色を調整する

32 発表者ツールを使う

　10枚や20枚程度の発表スライドでしたら，順番や話す内容を完全に記憶できますが，長時間のプレゼンテーションですべてのスライド順を完璧に把握することは困難です．スライド順を把握できると，余計な言葉を入れてしまったり，ストーリー展開を間違える頻度を少なくできます．

　Microsoft PowerPointを例に挙げると，「発表者ツール」が長いプレゼンテーションのサポートにうってつけです．プロジェクターから投影されているスライドだけでなく，次に用意したスライドが小窓で確認できます．時計やタイマーがついていたり，ポインターをスライド内に投影する機能も装備されています．30分以上の講演やレクチャーで，自分のPCを持ち込んでプロジェクションできる環境であれば，発表者ツールの利用を考慮してもいいでしょう．

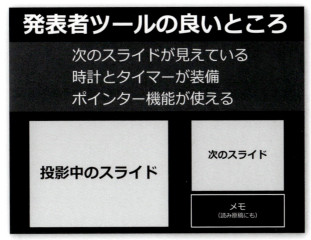

発表者ツールを使うとスライド順を把握しやすい

エッセンス

★ 発表者ツールで次のスライドや経過時間がわかる
★ PCが持ち込める場合はツールも活用しよう

PART 2 発表場面別　使える! テクニック

ポスター発表で使える!
テクニック

■ ■ ■

学会や研究会での発表方法として，ポスター発表は口演発表よりも機会が多いかもしれません．ポスター発表では，限られた1枚の紙や布の中に発表内容をすべて収める必要があります．読み手はその前に立って，短時間で関心のあるテーマかどうかをチェックし，内容を理解します．

そのため，ポスターは，読みやすさとわかりやすさ（どこに何が書かれているか）に重点を置いて作成します．

33 ポスターづくりの基本技

　日本では多くの場合，縦型ポスターで発表します．幅90～150cm，高さ180cm以上のパネルに発表者が作成したポスターを貼り付けます．縦型の場合，縦に読み進めるのが普通ですので，漫画本のように左右にジグザグと流れを作らないようにしましょう．

　見やすいポスターの条件は，次の5つです．

1. **2m以上離れた場所から見ても読める大きさの文字であること**
2. **コンテンツ同士がきちんと整列していること**
3. **セクションがはっきりとわかること**
4. **配色が華美すぎないこと**
5. **ゴシック体フォントを使っていること**

　これに加え，重要な基本技をここでお伝えします．次の3点は必須ではありませんが，使って損はありません．

3列に段組みする

　段組みすることでテキストボックスの幅が狭くなり，折り返し時に行を間違えずに済みますので，とても読みやすいです．2段組でも大丈夫ですが，3段組だとコンテンツを見ていく順序がはっきりするのでおすすめです．

視覚化する

　論文執筆と違い，プレゼンテーション時は積極的にデータをグラフ化してください．数字を見るだけでは，瞬時に差の程度や重みを理解できないからです．ポスターでは，面積の半分くらいが図（グラフ，シェーマ，チャート，画像など）であるべきです．

抄録を最初に載せる

　抄録を持参してポスターをじっくり見ようとする人より，興味深い研究発表はないかと探索的に会場を回る人のほうが多いです．後者のために抄録を貼り付けましょう．短時間で読み切れるサイズにサマライズしたのが抄録ですから，読み手フレンドリーなポスターといえます．

PART 2 発表場面別 使える！テクニック

見やすいフォントとレイアウトを工夫しよう

エッセンス

★ ポスターははっきりと見えるフォントと大きい字で作る

★ コンテンツの整列で視線を誘導しやすくする

★ 段組みと可視化，抄録掲示によって短時間で理解しやすくする

34 レイアウトに注力する

　ポスターを使って発表するときにはレイアウトに最も気を配ります．口頭で正式に説明する機会の有無にかかわらず，ポスターを見る参加者の99％は，発表者からの説明がない時に見ていきます．つまり，説明なしでも見る人がわかるようなポスターをつくらなければなりません．

　見てわかるためにはまず，ポスター作者の意図通りの順番でコンテンツを読んでもらうように視線を誘導することです．一般的に，研究が論文で発表されるときには，背景・目的→方法→結果→考察→結論という順に記載されます（構造化）．この順番に視線が動きやすいようつくり込むのが基本です．さらに研ぎ澄まされたポスターでは，「背景・目的」と「結論」が目につきやすい場所に配置されていたりします．超短時間で研究の最低限のあらましを伝えたいときに用いると効果的な方法です．

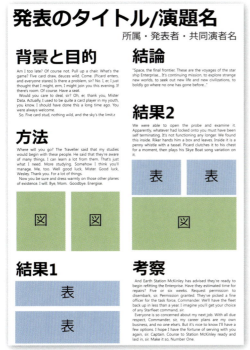

まっ先に目に留まる部分に「背景・目的」と「結論」をおく

この例では，「背景・目的」の横に「結論」のセクションを配置しました．ポスターを見る人は，どのようなことを調査した研究で，結論はどうだったのか，一瞬で判断できます．興味がある内容であれば立ち止まり，「方法」「結果」「考察」を読み込めばいいわけです．

各セクションが一目でわかるように大きな見出しを付けるべきです．どこに方法が書いてあるのか，結果はどこを見ればよいのかわからないようなポスターでは，誰も立ち止まって読み込んでくれないでしょう．

> **エッセンス**
>
> ★ ポスターは口頭説明なしでわかるようにつくり込む
> ★ 研究発表の場合，通例の構造順に読めるように工夫する
> ★「背景・目的」と「結論」を最初に持ってきて概略を示す方法もある

35 結果の解釈を書く

　ポスターでは，数値の差や大きさの違いを直感的に理解しやすくするための視覚化（図示）に，結果の解釈を添えると非常にわかりやすくなります．複雑な文章ではなく，シンプルな解釈文（結果説明）をフットノートとして書いてください．箇条書きでも構いません．図や表で演者が何を言いたいのか，何がわかったのかを書きます．

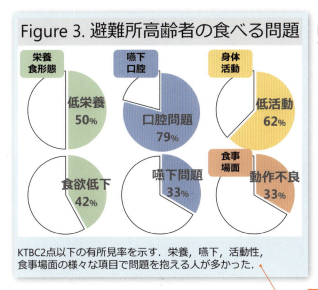

図表に解説（解釈）をプラスする

簡潔に解釈を記述する

エッセンス
★ 結果を直感的に表す図表には解釈を添える

COLUMN

強いインパクトの画像は少ないほうがよい

　スライド全面を使って意味深な写真を投影する手法は，聴衆のイマジネーションを掻き立て，言葉で語られる内容と結び付けられることで，非常に強いインパクトを与えます．持論を主張するイベントなど，プレゼンテーション力を試される場面で多用される手法です．

　単にスライドのつくりだけ似ていても，口から出る言葉とリンクしていなければ魅力は激減してしまいます．まったく使ってはいけないとまでは言いませんが，この手法を使う時はリスクを承知で使いましょう．

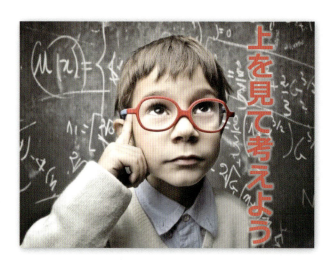

PART 3 プレゼンテーション成功のコツ

1 聴き手の心をつかむ技術

　プレゼンテーションが成功するかどうかを左右する1つの大きな要因として，プレゼンテーション冒頭の"つかみ"が挙げられます．次から始まる主題についての説明や持論を効果的に伝えるためには，演者やプレゼンテーション自体に聴衆の興味を引き付けることが重要です．そのためにも，聴衆の心をつかむことを意図したスピーチを準備します．

　人の心または興味は人それぞれのスイッチがあり，おおよそすべての聴衆を一気に"つかむ"ことは難しいです．敵対的・批判的・身構えた気持ちや無関心の人の3分の1でいいですので，演者を肯定的に見てくれるように，持っていけたら大成功です．気持ちの変化2割でも成功，1割でもやった価値ありだと思います．

つかみネタのいろいろ
- 人間味をさらけ出す
- この分野での活躍を紹介
- 聴衆の共感ネタを披露
- アイスブレイク

自分の得意な"持ちネタ"をつくる

私は4種類のつかみネタを使い分けています．演者の得手不得手がありますので，どれか1つマスターすればいいかもしれません．そして，5つ目，6つ目もきっとあるでしょう．

　人間味をさらけ出すことは一番簡単な"つかむ"技術です．聴衆の何割かは，「この演者は何者なんだ？」と身構えています．偉ぶらず，着飾らず，ありのままの自分を見せるだけで，聴衆の検閲ハードルは下がるものです．

　逆に，自分の業績や活躍ぶりをドーンと見せつけるという方法もありま

す．聴衆が異業種や異職種の方の場合，自分のブランドを示しましょう．「すごい人なのかも」と期待の目で見てくれます．しかし，過度に誇張したり，クドクドとオンリーワン，ナンバーワンであることを話しすぎるのは避けたほうがいいです．

　聴衆が共感する話題を提示して，思考や感じることの距離感が近いことをアピールするのもいい手法です．価値観が大きく違う人物に対して，人は排他的な目で見てしまいやすくなります．共感できる間柄であることを認識してもらえるようなネタを仕込んでください．

　プレゼン冒頭の"つかみ"はいわばアイスブレイクです．聴衆だけでなく，演者の緊張もほぐせるようなアイスブレイキングを行ってもいいでしょう．両腕を挙げてストレッチする，お隣の方とお互いに簡単なテーマで自己紹介することを促す時間を作る，冗談を言うなど，座ったまま1〜2分でできるアイスブレイク手法をいくつか知っておくと便利です．

自分をさらけ出す

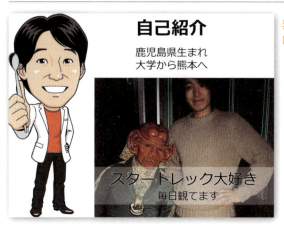

素顔をチラ見させる自己紹介

　これは，私が自己紹介するときに使ったスライドです．プレゼンのテーマとはまったく関係ありませんでしたが，演者（私）の素顔を1枚のスライドでチラ見させる"つかむ"自己紹介です．スライドづくりに共通するルールと同じく，多くの情報を入れすぎないように気を付けましょう．

業績を紹介する

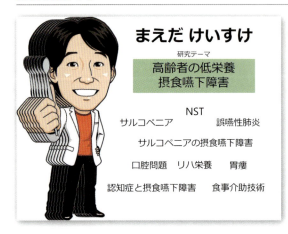

得意領域や業績の
キーワードを並べる

　次は，演者（私）の業績や得意領域を示し，自己紹介したときのスライドです．研究テーマとそれに関連するキーワードだけ並べました．いずれかの単語にピンときた聴衆は，少し好意的にプレゼンを聴いてくれるようになると思います．反応が悪いときには似顔絵をいじるというセカンドラインも準備できています．

共感ネタを披露

　共感を得るための1つの方法として，事例紹介があります．プレゼンの主題に関連した事例を，できれば写真を交えて紹介します．感動を共感する場合もあれば，失敗（悲観）を共有する場合もあるでしょう．事例提

聴き手と感情を共有する

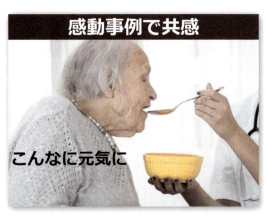

示は感情移入しやすく，主題の導入の前の導入として，興味を一方向に向けるという効果があります．

　全国から聴衆が集まる学会などではなく，地域のイベントで話すときは地域ネタが"つかみ"として効果的です．地元あるあるを事前にネットで調査して，少しの笑いを添えて伝えます．地元あるあるに遭遇したというストーリーが作れればなおよいです．地域ネタのほかに時事ネタも"つかみ"に使えます．はやりのコメディアンをもじる，社会現象を揶揄するまたは支持するなど，もし演者の得意分野であれば時事ネタにチャレンジしてみてください．

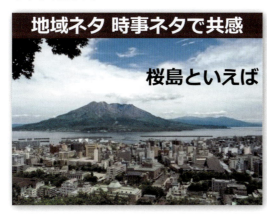

ご当地ネタ・時事ネタで"つかむ"

　プレゼンの主題に少し関係している内容で，現代社会の周知の問題点をザクっと斬ることで共感を得る方法もあります．聴衆が潜在的に感じてい

潜在的な課題や不満，疑問を言語化

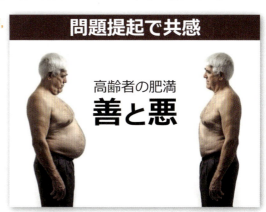

る課題や不満を引き出し，言語化することで強い共感が生まれます．このスライドでは，「太っていることは悪いことばかりではないのではないか？」という気持ちをズバリスライドで見せました．「よく言ってくれた，やっぱりそうだよね〜」という聴衆の同意の視線を感じました．

　問題提起には，2パターンのよい反応を期待できることがあります．「そうだよね〜」と共感する人と，「え？　そうなの？」と新たな事実を知らされ驚く人が出てきます．どちらにせよ，プレゼンテーションに引き込まれやすい心理状況を作れますので，問題提起で"つかむ"手法はおすすめです．

アイスブレイク

　アイスブレイク手法には，体を動かす，他者とコミュニケーションをとる，クイズに答えるという方法のほかに，思いっきり笑いをとるという方法もあります．プレゼンの冒頭でいきなり笑いを取りに行くためには，鉄板ネタを持っているとしても演者にはかなりの度胸がいります．しかし，時には，最初からフルスロットルでプレゼンテーションしなければならない場面もあるかもしれません．ここでは2つのエッセンスをご紹介します．

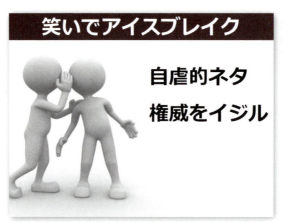

聴き手の気持ちをほぐすアイスブレイク

　1つめは，自分を下げて笑いを狙う，自虐的ネタを用意する方法です．自分の失敗談をいじり倒せばいいわけですが，話し方にも気を配ります．

自虐的なネタは笑いどころがわかりづらいかもしれませんので，演者自ら誘い笑いで聴衆を引っ張り，クスっと笑わせるのです．ネタにすべったことをさらにいじる準備も忘れないようにしましょう．

　2つめは，権威をイジルことで笑いを狙う方法です．ある意味，多くの人が抱いている権威への反感をシェアし，共感し合う手法ともいえるかもしれません．効果は絶大かもしれませんが，目の前の聴衆がどのような人たちか把握して使いましょう．他人をイジルにはそれなりのリスクが伴います．

> **エッセンス**
> ★ プレゼンの出だしは，聴衆の心を"つかむ"ことから
> ★ 演者を少しでも好意的に見てくれたら大成功
> ★ "つかむ"技術パターンは，時と場合，演者の度胸次第で選択する

2 緊張をコントロールする

　プレゼンテーション本番は誰でも緊張するものです．緊張のあまり段取りを忘れたり，頭が真っ白になって大失敗するなんてこともあります．人前で話す，発表する機会は数多くやってくることではありませんので，上司や先輩から緊張をコントロールする術を教えてもらえることもあまりありません．

　緊張はプレゼンテーション会場に入った瞬間から始まるのではなく，プレゼンテーションすることが決まった瞬間から始まります．緊張を少しでも感じたら，これから紹介する方法を取り入れ，ルーティン化してみてください．そして，いくつかの方法を組み合わせて，あなたなりの緊張ほぐし術を作り上げてください．自分に合った緊張ほぐし術を見出せれば，プレゼンテーション本番の緊張を楽しむことができるようになるでしょう．

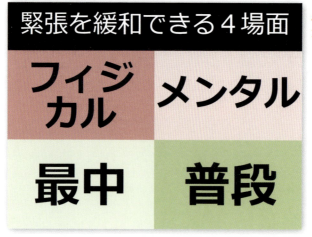

4つの緊張コントロール術

　緊張を緩和するには1つの手法だけでなく，次の4つの手法を組み合わせると効果的です．「フィジカル＝体を使った緊張緩和」「メンタル＝自分の気持ちの持って行き方」「プレゼンテーション最中＝話し方」「普段＝本番ではない場面で本番を意識」です．それぞれの場面であなたに合った緊張コントロール術を実施してみてください．

フィジカルコントロール

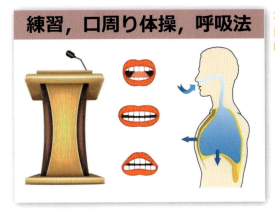

事前に何度も練習
直前には口の体操と
呼吸法が効果的

　体を使った緊張コントロール法を3つ紹介します．1つは，**「徹底的な練習」**です．スライドを映写しながら，またはプリントアウトしたものを見ながら本番さながらに声を出して練習します．初心者に近い人であれば，本番前日までに20～30回，本番当日に5回の練習を目安にします．

　本番会場でできる手法としては，**「口周りの体操」**と**「呼吸法」**がよいでしょう．緊張していると口輪筋や舌の緊張もみられます．「イー」の発声のように唇を横に引いたり，唇を内側に丸め込むようなストレッチ運動が効果的です．呼吸法では，深呼吸と息止めにリラックス効果があります．双方とも副交感神経刺激作用を期待でき，体に落ち着きが生まれます．深呼吸では，大きく吸った後に口からゆっくりと吐き出します．息止めは，大きく吸った後，息を吐かずに「グッ」と10秒程度我慢する方法です．

メンタルコントロール

　緊張する最大の原因は，「他者からの視線」を気にすることです．視線を最小限に抑える心構えとしていくつかの方法を紹介します．

PART 3 プレゼンテーション成功のコツ

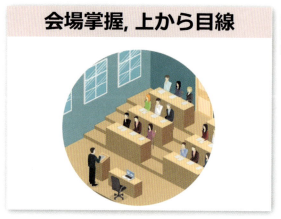

会場の様子を把握する，教えるような気持ちで臨む

　1つ目は，会場掌握法です．本番のセッションが始まる前に会場をすべて見まわしましょう．どれくらいの広さなのか，すべての壁，天井の高さ，椅子の種類，演題，スクリーンの隅々を見ておきましょう．どのような会場なのか細かに知っているだけで，アウェイ感ではなくホーム感が得られやすくなります．

　2つ目は，上から目線で聴衆を見る方法です．決して傲慢な態度をとってはいけませんが，「先生と生徒」くらいの目線で見る心の持ちようで緊張はほぐれます．「この発表でどのように思われるか，心配だ」ではなく「皆さんの知らないことを教えて差し上げましょう」というくらいの立ち位置に気持ちを持って行きましょう．態度に出す必要はありません．

自分を俯瞰し客観的にとらえる

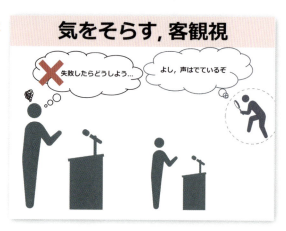

メンタルコントロール法の3つ目は，自分の内側に向いている不安をそらす工夫です．「失敗したらどうしよう」という考え方は内向きの考え方ですのでNGです．「このプレゼンが1人でもいいから聴衆の心に響きますように」とか「今までの練習の成果を悔いなく発揮しよう」というポジティブで外向きな思考に切り替えるようにしましょう．

自分を俯瞰する，客観視するという方法もおすすめできます．あたかも他人が自分を見ているように，「緊張がほぐれているな」とか「声がしっかり出ていて聞き取りやすいな」など自分自身を外から評価してみます．思考の切り替え努力や客観視する努力によって，ネガティブに内側に向いている不安から解放されます．

プレゼンテーションの最中

本番で演題に立った後にも新たな緊張は出てくるかもしれません．発表中に口周りの体操や深呼吸はできませんので，本番最中にできる緊張コントロール法も準備しておくとよいでしょう．

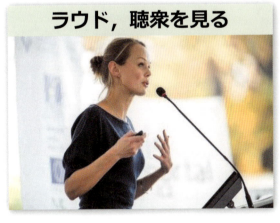

意識的に大きな声を出す，聴衆を見る

大きな声を出す（ラウド）は一番の緊張緩和術です．緊張してしまうと横隔膜，頭頸部の筋肉も硬くなりいつの間にか大きな声で話せなくなっています．プレゼンテーションの初っ端の挨拶から，はっきりと大きな声で話し始めましょう．もし，話している途中で声が小さいことに気づいたら，マイクから少しだけ離れて立ち，今一層大きな声を出して話してみて

ください.

　壇上にはおそらく演者用のモニターがあります.緊張するとこのモニターばかりを見てしまいがちです.または映写先のスクリーンばかり見て聴衆を見ていないはずです.会場の下見をしていて,気持ち上から目線を作っているのですから,是非会場の聴衆を見てください.とても落ち着くはずです.もし,熱心にうなずきながら見てくれている聴衆を見つけたら,ずっとその人を見続けてください.緊張から解放されます.

日常的にできる緊張コントロール

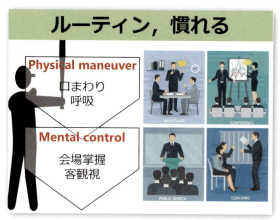

フィジカル・メンタルの手法を日常のルーティンにしよう

　本番ではなく,プレゼンテーション機会が決まった後の日常でできる緊張コントロール法もあります.普段やるべきことは,前述したフィジカル,メンタル,プレゼン最中に行う手法を自分なりに取りまとめ,いつでも実施できるようにルーティン化する努力です.本番になって「何をやればよかったっけ?」とならないように平常時に一通りの手法をやっておくと良いでしょう.できればどのような順番でやるのかまで決めます.日常生活,仕事の中で複数名に対して何らかの話,説明をすることは多々あると思います.こういった機会を小さな本番ととらえて,緊張コントロールの手法を実践し,試しておく,慣れておくことが重要です.

エッセンス

★ 誰でも人前で話す時は緊張する

★ 緊張をコントロールするテクニックを知り自分のものにする

★ フィジカル，メンタル，本番の最中，普段にできる手法がある

PART 4 スライドデザイン実例集

ねらい別・スライドデザイン

　1つのスライドで何かを伝えたい時，デザインのパターンを覚えておけば楽にスライドが作れることがあります．単にデータを見せたり，背景を語ったりするだけでなく，次のような場面で重宝します．

1 言葉を強調したい
2 会話文を出したい
3 時間や道筋の流れを見せたい
4 複数の項目を対比させたい
5 情報を印象でドレスアップしたい
6 スライドではなく語りで攻めたい

　これらの場面で参考になる実例スライドを示します．最初は同じようなデザインを真似るのもいいかもしれませんが，自身の感性でいろいろな工夫をすることで，あなたのオリジナルかつオンリーワンのスライドができ上がります．

1 言葉を強調したい

　文章ではなく言葉を強調したい時には全画面の画像と組み合わせる手法を検討します。ここでいう言葉とは、おおむね7文字以内の非常に短い言葉や単語です。この言葉全体または言葉の一部とニュアンスが近い画像を取得し、大きな文字で言葉を載せます。多くの場合、これで成功します。ねらいすぎて失敗するパターンとしては、言葉と画像のニュアンスが離れすぎている場合、画像にノイズ（目的以外のモノの映り込み）が多い場合、テキストが画像と区別しづらい場合があります。

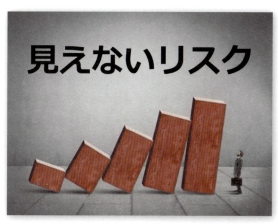

このスライドは、私がリスクマネジメントのレクチャーをした時の物です。人が見上げた1つのドミノの裏側ではすでに倒れているドミノがある＝見えていない物がある、というニュアンスが言葉とマッチしていますので、成功スライドだといえます。

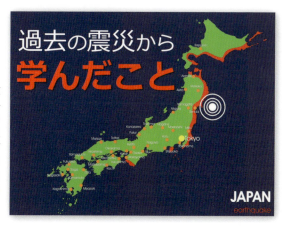

このスライドは災害避難所での支援について発表したときに使用したものです。「過去の震災」という言葉と、2011年の東日本大震災をイメージさせる全画面画像がマッチしていると思います。言葉にリンクさせた画像を大きく示すことで、後に続く「学んだこと」という言葉が修飾、強調されています。

2 会話文を出したい

会話を口語のまま見せると，人によっては自身の経験とつながり，リアルな場面を想像できたり，強い共感が得られたりする効果があります．問題提起をする場面や，事例を紹介する場面で会話文を含んだスライドの出番があると思います．

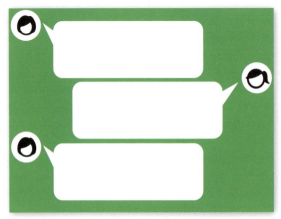

会話文の場合，文章が多くなりがちですので，会話文以外のコンテンツをいかにシンプルにできるかが伝わるカギになります．このスライドのように SNS を想像させるすっきりしたデザインを使うと，会話文に集中しやすくなります．

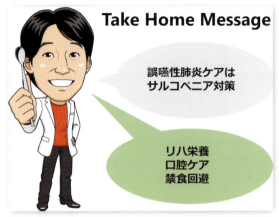

私が発表の最後に頻繁に使うスライドデザインで，演者からの Take Home Message です．吹き出しを本人の似顔絵から出すだけで「メッセージである」ことが伝わります．吹き出しはメッセージをグループ分けするのにも便利です．このスライドでは，2 つの言いたいことをそれぞれ吹き出しで分けています．1 つの吹き出しにすべて書くよりも伝わりやすくなります．

3 流れを見せたい

　時間軸を伴った作業の流れを見せるときには図解（描画）を使うのが鉄則です．番号をつけて箇条書きにするスタイルを見かけることがありますが，列挙しているだけで流れ（フロー）は感じにくいものです．

　みなさんもスライド作成で矢印を使う機会は多いでしょう．最大のポイントは「太い矢印」と「色」です．矢印は方向を決定付けますので強調しなければなりません．太くしましょう．

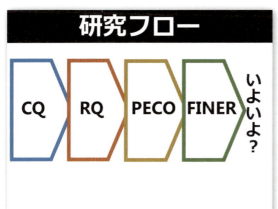

提示したスライドは研究の進め方を解説したものです．「なにから手を付けていいのかわからない」というのが研究を実際に始める人の最大の悩みですが，流れをはっきりと理解してもらうことで悩みや不安解消へ導くことができます．5角形の図解を使うことで方向性，順番が伝わりやすくなりました．単なる5角形ですが，心理的なサポート効果も期待しています．

神経伝達を説明したときに使ったスライドです．アクセントカラー（赤）の太い矢印が伝達方向をはっきりと示しています．このスライドでは背景画像に頭部の側面画像を大きく入れています．口の中の感覚器から脳神経を伝って大脳に届くという流れが，とてもマッチしたスライドです．矢印を赤色にしていますので，画像の全体色を赤の反対色である緑にしたことで矢印をさらに強調できました．

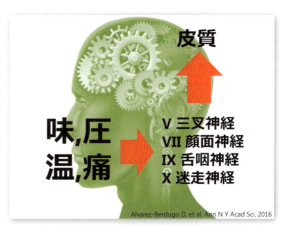

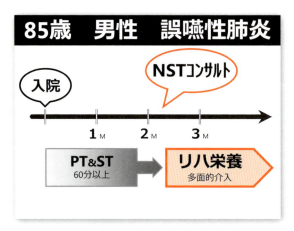

医療系のケースレポートでは，治療経過を見せることが多いです．また，観察研究や介入研究も時間軸を持っていますので，時間の流れとイベントを示すスライドづくりのテクニックも覚えていたほうがいいでしょう．タイムラインを伝えたいスライドでも，言葉を厳選して可能な限り文字数を減らします．また，単発に発生したイベントと，連日のように行われたイベントは囲み方を変えることも考慮します．このスライド例のように，連日のように行われたイベントでは，開始点をはっきりさせ，時間軸に沿って右に流れる，矢印や五角形の図形を使うことをおすすめします．

Microsoft PowerPointの標準機能である「SmartArt」でも，伝わりやすいスライドをつくることができます．もし3点の時間軸を示すのであれば，右のようなデザインはいかがでしょうか．思い切り大きく「矢印と長方形のプロセス」というSmartArtを用います．さらに自身で矢印の色を調整（グラデーション）し，矢印の枠を太く強調しました．矢印の大半は隠れてしまっていますが，色を工夫し枠を太くしたことで存在感は消えていません．

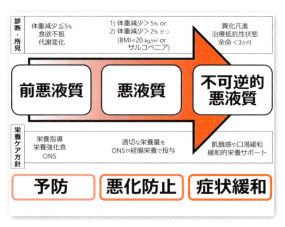

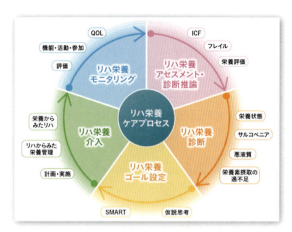

循環する流れを表現したいときは，円または正多角形をモチーフにした図をつくります．このスライドは文字が多くビジーな印象を受けますが，5つのステップが循環していることはよくわかります．ピンク，オレンジ，黄，緑，青という色の順序にも意味があります．これは 5 (p.12) で示した色相の順番に準じています．色相上で配色が行ったり来たりしてしまうと，スムーズな変化ではなくドタバタした印象を与えてしまいます．また，矢印の始点に丸印をつけたこと，矢頭を比較的大きく見せたこともこのスライドの良い点です．ノイズが多いスライドにもかかわらず，始点と終点がはっきりし，循環しているという意図が伝わりやすくなりました．

4 複数の項目を対比させたい

　項目が2～4つあり，それぞれがある意味独立している場合は，対比させるようにスライドをつくると見栄えがよくなります．この時，対比させたい項目名と内容を枠線が強調されたボックス内に入れることで境界がはっきりし，比べやすくなります．

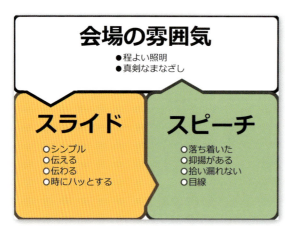

このスライドは，プレゼンテーションの善し悪しを決定づける要素について3つの項目を列挙したときのものです．「会場の雰囲気」「スライド」「スピーチ」がそれぞれ独立していることがわかります．なお，独立した項目が他の項目に少し食い込むような図形を使っています．対比するような独立要素ですが，それぞれ少なからず関連性を持っている，というイメージを与えることができました．

画像を使って項目を対比させることも可能です．このスライドでは，食べるときに使う筋肉を，「内側の筋肉」と「外側の筋肉」に分けて伝えることがねらいです．シンプルに簡単な英単語1つずつを配置し，さらにその単語は並べず上と下にずらして配置しました．対比させることを強く意識して作ったスライドです．

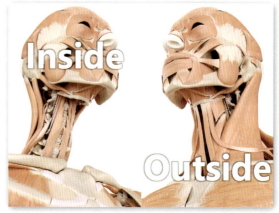

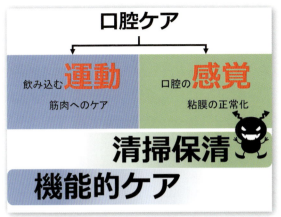

このスライドは，口腔ケアを運動器のケアと感覚器のケアという2項目に分けて説明したときのものです．ただし，それぞれが少々オーバーラップしている部分もあるため，くっきり左右に分けずにスライドの下部でお互いを混ざり合わせるような工夫を入れました．グループ分けにも枠線を付けず色だけで分けています．オーバーラップ感を出すためには，枠線が邪魔をすると考えたからです．

　対比させるスライドの出番は比較的多いです．しかも2つの項目を対比させることが最も多いように思います．2つの項目を対比させるときの一番使いやすい方法は，左右にグループ分けすることです．

5 情報を印象でドレスアップしたい

　スライドで示す情報のほとんどはテキストです．図解する場合でもテキストをつないだり，囲んだり，背景色を付けたりするだけで，情報の主体はテキストです．スライド1つひとつは出来がよくても，テキスト（＋図解）のスライドばかりが出てくるプレゼンテーションでは，単調で飽きが来てしまいます．こういう時には，時々アクセントが付いたスライドを挟むことをおすすめします．

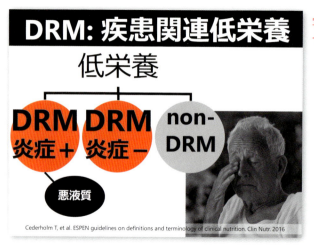

写真やイラストで
イメージをつける

　テキストばかりのスライドをドレスアップする手法として，写真またはイラストをアクセサリーとして使います．例として示したスライドでは，低栄養で苦しんでいる高齢者と思われる写真を挿入しました．スライドベースカラーに合わせてグレートーンに編集して使っています．

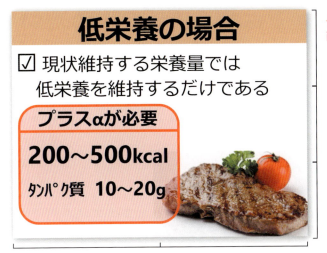

使用する画像のサイズ，配置に注意

　写真やイラストをアクセサリーとして使うときには，配置する位置に気を配ります．最も無難な位置は右下です．人の視線は左上にまず行き，上から下，左から右に移り，最後に右下にきます．画像は聴衆にイマジネーションを沸き立たせます．画像をはじめに見てしまうと作者のメッセージと異なる想像に固着しかねません．テキストを読み内容をおおよそ理解した後に画像を見ることで，イマジネーションが広がりすぎる余地を狭め，作者が伝えたいことを想像しやすくすることができます．

　せっかくテキストを補足し理解を助ける画像を使うのですから，画像のサイズにも気を付けます．小さすぎても大きすぎてもいけません．最小サイズは，**スライドサイズの縦 3 分の 1，横 3 分の 1** です．最大サイズは**横 2 分の 1 を超えないように**します．提示したスライドの画像は，縦 3 分の 1，横 2 分の 1 ですので程よく収まっています．

6 スライドではなく語りで攻めたい

「言葉を短くシンプルに」を追求すると，伝えたい内容によっては言葉足らずなスライドになることが心配になってきます．だからといってたくさんの情報を詰め込んでしまうと，好転するどころか失敗プレゼンテーションになるのは必至です．多くを伝えたいときこそ，シンプルを目指しましょう．視覚的なメッセージが少なくなれば，聴衆は話し言葉（聴覚的なメッセージ）に集中します．

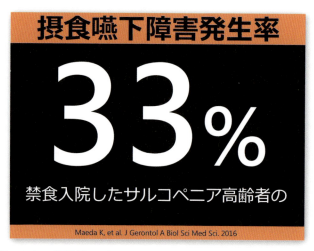

注目してほしい結果だけを提示する

このスライドは，重要な先行研究を説明したときのものです．摂食嚥下障害発生率33％というメッセージだけ視覚的に入れ，あとは少々時間をかけて聴覚的な情報提供で補足するプレゼンテーションを行いました．たくさんの結果について説明したいときは，複数スライドに分けることも候補に挙げます．

> # 健常者は
> # 食べる達人
> 食事介助法は健常者の摂食嚥下行動から学ぶ

文字数を抑えて,最小限まで絞り込む

語りで攻めるスライドのもう1例です.とにかく「達人」というメッセージだけを入れようとしました.最下行の文章は,あえて文字色を淡くし,デザインの一部として書いています.語りの節々に「健常者は食べる達人だ」というフレーズを入れることとセットでプレゼンテーションします.繰り返し聞こえる「達人」というキーメッセージは,聴衆にしっかり届くはずです.このように,語りたい時は短いフレーズと話し言葉をシンクロさせる手法もあります.ただし,「大切」とか「差があった」などありきたりなフレーズを強調してもあまり意味がありませんので気を付けてください.

エッセンス

★ デザインにはいくつかのパターンを利用できる

★ 共通することは,極めてシンプルなメッセージを込めること

★ サイズ,位置,配色にはこだわりを持つ

INDEX 索引

欧文

数字・欧文
3D 加工，回転　47
5W1H　90
D-sub/mini D-sub　6
HDMI　6
PECO　53
PICO　53
VGA　6

和文

あ行
アイスブレイク　112
アジェンダ（目次）　81
アジェンダスライド　81
　——，あえて見せない　84
　—— の効果　81
アスペクト比　6
　——，スクリーンとの相性　8
アニメーション　37
　——，フェードイン　38
　——，ワイプ　38
イメージ画像やイラストの多用をさける　75
引用論文の情報　95
後ろ向き研究　54
映像出力端子　6
エフェクトに頼りすぎない　47
演者もコンテンツの一部　35
黄金比分割　19
横断研究　54
大きな声を出す（ラウド）　117

か行
外国語フォント　16
ガイド　18
介入研究　54

会話文を含んだスライド　124
重なりと見切れを活用　93
箇条書き　2
画像
　——，色味を変える　97
　——，トリミング　96
　——，向きや角度を調整する　98
　—— をはっきりさせる　97
画像・映像加工　96
語りで攻めるスライド　132,133
活動報告　60
　——，取り組みの魅力を伝える　61
　—— の流れ　60
考え方や根拠を事例で補強する　94
観察研究　54
キースライド，インパクト重視　29
キーワードで話題をつなぐ　88
共感ネタを披露　110
行間　43
　—— による見え方の違い　43
　—— の設定　45
業績を紹介する　110
グラフ
　—— の種類とその用途　69
　—— の見せ方　69
ケースレポート（症例発表）　57
　——，新規性を報告する　57
　—— の流れ　58
結論は文字数も絞り込む　64
研究の基本の型　53
研究デザイン　54
研究発表　66
　——，短時間で事実を伝える　66
　—— とレクチャーの違い　65
　—— の流れ　55

構成（ストーリー）　85
　──，三段構え　85
　──，序破急　85
後方の観衆の目線　21
項目を対比　128
ゴシック体　16
言葉を強調したい　123
コンテンツ
　── 同士の階層化　33
　── に見合わない文字加工　46
　── の配置，好ましいバランス　19

さ行

最重要語を強調　63
三段論法　89
視覚的なノイズ　64
色相　12
自分に合った緊張ほぐし術　114
自分をさらけ出す　109
写真やイラストでイメージをつける　130
重要ではない情報の露出を減らす　70
症例発表（ケースレポート）　57
　──，新規性を報告する　57
　── の流れ　58
助詞をサイズダウン　64
推奨フォント　15
図表に解説（解釈）をプラスする　105
スライド作成ソフト　46
素材の著作権　36

た行

タイトル　3, 26
　──，結論をシンプルに伝える　26
　──，サイズと配色　28
　── は15字以内　3
タイトルスライド　23
多変量解析　77
強いインパクトの画像　106
テーブル（表）の見せ方　72

テキストの視認性，写真・イラスト上　40
テキストボックス　33
　── とのグループ化，図・画像　34
デザインテンプレート（ひな形）　4
テンプレート使用のデメリット　5
動画の挿入方法　49
得意な"持ちネタ"をつくる　108

な行

流れ（フロー）を見せる　125
日本語フォント　15

は行

背景色　9
　──，黒　10
　──，白　10
配色　11
　──，アクセントカラー　11
　──，ベースカラー　11
　──，メインカラー　11
配色パターン，使いやすい例　12
配色割合　13
発表者ツール　99
幅のある結果　77
ひな形　4
フィジカルコントロール　115
フォントの選択　15
太字の視認性　16
プレゼンテーション冒頭の"つかみ"　108
プレゼンの展開　86
ポスターづくりの基本技　101
ポスターのレイアウト　103

ま行

前向き研究　54
視える化　69
明朝体　16
メンタルコントロール　115

や・ら行

余白（スペース） 32
　──, 左右幅　32
　── を活用する　32
リサーチクエスチョン　53

わ行

ワードアート　46
わかったことを考察/結論で明示　62